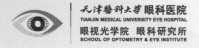

天津醫科大學 眼科医院
TIANJIN MEDICAL UNIVERSITY EYE HOSPITAL
眼视光学院 眼科研究所
SCHOOL OF OPTOMETRY & EYE INSTITUTE

# 谨以此书献给敬爱的

袁佳琴　教授

林少明　教授

# 角膜塑形镜验配实用教程

## Orthokeratology Lens Fitting Practical Guide

主　编　魏瑞华

副主编　林伟平　杜　蓓

编　者（按姓氏拼音排序）

　　　　杜　蓓　天津医科大学眼科医院

　　　　谷天瀑　天津医科大学眼科医院

　　　　韩　林　天津医科大学眼视光学院

　　　　金　楠　天津医科大学眼科医院

　　　　李　静　天津医科大学眼科医院

　　　　厉　娜　天津医科大学眼科医院

　　　　林伟平　天津医科大学眼科医院

　　　　刘桂华　天津医科大学眼科医院

　　　　魏瑞华　天津医科大学眼科医院

　　　　杨　丹　西安市第四医院

　　　　张红梅　天津医科大学眼科医院

人民卫生出版社

图书在版编目（CIP）数据

角膜塑形镜验配实用教程 / 魏瑞华主编 . —北京：
人民卫生出版社，2019
ISBN 978-7-117-28922-1

Ⅰ.①角… Ⅱ.①魏… Ⅲ.①角膜接触镜 – 眼镜检法
– 教材 Ⅳ.①R778.3

中国版本图书馆 CIP 数据核字（2019）第 202966 号

| 人卫智网 | www.ipmph.com | 医学教育、学术、考试、健康，购书智慧智能综合服务平台 |
| 人卫官网 | www.pmph.com | 人卫官方资讯发布平台 |

角膜塑形镜验配实用教程

主　　编：魏瑞华
出版发行：人民卫生出版社（中继线 010-59780011）
地　　址：北京市朝阳区潘家园南里 19 号
邮　　编：100021
E - mail：pmph @ pmph.com
购书热线：010-59787592　010-59787584　010-65264830
印　　刷：北京顶佳世纪印刷有限公司
经　　销：新华书店
开　　本：710×1000　1/16　印张：9
字　　数：185 千字
版　　次：2019 年 10 月第 1 版　2024年 2 月第 1 版第 4 次印刷
标准书号：ISBN 978-7-117-28922-1
定　　价：78.00 元

打击盗版举报电话：010-59787491　E-mail：WQ @ pmph.com
（凡属印装质量问题请与本社市场营销中心联系退换）

# 序

魏瑞华教授盛情邀请我为《角膜塑形镜验配实用教程》写序，我欣然接受。我对魏教授所拥有的禀赋非常了解，即严谨治学、踏实做事。因此，我也坚信她主编的教程一定精彩。

时代赋予了"角膜塑形镜"以特殊意义，它不仅在一定程度上能降低个体的近视度数，还能切实缓解近视进展。在青少年近视早发并高发的现代社会，角膜塑形镜的这些特点受到极大关注，临床上也得到逐步发展和成熟，开始出现选择配戴角膜塑形镜的群体，而这个需求群体也在不断扩大中。

诸多科学家和临床医师都在致力于角膜塑形与近视发生发展的研究。中国是近视眼大国，青少年近视患病率尤其高。在中国，选择配戴角膜塑形者大部分是青少年近视患者。因此，如何让角膜塑形镜验配工作更加规范健康，如何提升其有效性及安全性极其重要。

《角膜塑形镜验配实用教程》面向即将从事规范验配的年轻从业者，突出临床验配实际中的程序和技术细节，体现角膜塑形镜验配的系统性和临床性。该教程在《中国角膜塑形用硬性透气接触镜验配管理专家共识（2016年）》的基础上编写，既简明扼要阐述角膜塑形验配科学理论，又直接指导验配技能，对常见并发症的处理也做了很好的阐述。

本书包括大量的图表及丰富的案例，既可作为初学者的入门教程，作为"敲门砖"打开角膜塑形镜验配的"大门"，亦可为资深验配者提供参考，温故知新，知其然知其所以然。

我们相信《角膜塑形镜验配实用教程》将成为眼视光学教学系统宝库中又一颗闪亮的小星星。

吕　帆

2019 年 7 月

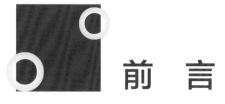

# 前　言

　　近视发病率逐年升高，近视防控道路任重道远。在现阶段，以光学、药物、行为作为近视防控的主要手段中，角膜塑形镜的临床运用备受关注。

　　角膜塑形镜配戴的安全有效依赖于验配者扎实的基础及丰富的临床经验，包括对眼表解剖生理的理解、角膜地形图的运用、镜片设计理解及调整、规范化验配流程的掌控以及患者规律的复诊。由于角膜塑形镜无论其材料特点还是其镜片的设计都复杂于传统的软性角膜接触镜，并且验配技术复杂，学习周期较长，现有的介绍角膜塑形镜理论知识、验配方法、验配流程、并发症处理等方面的教材专著较多，但多为理论指导为主。角膜塑形既是一门精准的医学技术，又是一门艺术，每一个需要配戴角膜塑形镜的患者都具有其特殊性，临床验配者更需要的是实践的总结，并能将验配的临床经验应用于每一个特殊的个体，让每一位配戴者都能享有安全配戴，并有效地控制近视的进展。

　　本书的编写基于作者临床验配经验的实践总结，从基础理论到临床运用技能，从常规处理到个性化精准验配，从临床实践的角度指导初学者如何一步一步地进行安全有效规范的角膜塑形镜验配。本书以大量图文结合的形式编写，配有病例分析，便于初学者的理解和查阅，能够指导角膜塑形镜验配者在临床上更安全有效地验配角膜塑形镜。本书不仅从眼表的检查分析、地形图的判读、接触镜的材料特性、角膜塑形镜的发展历史、角膜塑形镜的验配检查与流程、角膜塑形镜的定镜与复诊几个方面将角膜塑形镜的验配流程规范化，而且结合了大量的临床病例，通过大量的临床病例展示个性化的塑形镜验配过程，最后介绍了塑形镜的相关研究，将角膜塑形镜的验配提升到新的高度。内容由浅及深，从临床验配到病例解析，生动形象地囊括了塑形镜验配的方方面面。最适合初期开展角膜塑形镜验配的医师阅读，帮助他们提高验配的有效性和安全性。

魏瑞华

2019 年 7 月

# 目 录

**第一章　角膜塑形镜相关眼表的解剖与生理**⋯⋯⋯⋯⋯⋯⋯⋯⋯⋯⋯1

　第一节　角膜解剖学⋯⋯⋯⋯⋯⋯⋯⋯⋯⋯⋯⋯⋯⋯⋯⋯⋯⋯⋯1

　　一、角膜组织分层⋯⋯⋯⋯⋯⋯⋯⋯⋯⋯⋯⋯⋯⋯⋯⋯⋯⋯1

　　二、角膜形态及参数⋯⋯⋯⋯⋯⋯⋯⋯⋯⋯⋯⋯⋯⋯⋯⋯⋯3

　　三、角膜周边血管⋯⋯⋯⋯⋯⋯⋯⋯⋯⋯⋯⋯⋯⋯⋯⋯⋯⋯5

　第二节　角膜生理⋯⋯⋯⋯⋯⋯⋯⋯⋯⋯⋯⋯⋯⋯⋯⋯⋯⋯⋯5

　　一、神经分布与角膜敏感性⋯⋯⋯⋯⋯⋯⋯⋯⋯⋯⋯⋯⋯⋯5

　　二、氧供⋯⋯⋯⋯⋯⋯⋯⋯⋯⋯⋯⋯⋯⋯⋯⋯⋯⋯⋯⋯⋯5

　　三、角膜透明度⋯⋯⋯⋯⋯⋯⋯⋯⋯⋯⋯⋯⋯⋯⋯⋯⋯⋯6

　　四、角膜上皮损伤修复⋯⋯⋯⋯⋯⋯⋯⋯⋯⋯⋯⋯⋯⋯⋯⋯7

　第三节　过夜配戴角膜塑形镜对角膜生理的影响⋯⋯⋯⋯⋯⋯⋯7

　第四节　泪膜结构⋯⋯⋯⋯⋯⋯⋯⋯⋯⋯⋯⋯⋯⋯⋯⋯⋯⋯⋯7

　　一、泪液分布⋯⋯⋯⋯⋯⋯⋯⋯⋯⋯⋯⋯⋯⋯⋯⋯⋯⋯⋯8

　　二、泪液稳定性⋯⋯⋯⋯⋯⋯⋯⋯⋯⋯⋯⋯⋯⋯⋯⋯⋯⋯9

　　三、泪液扩散和流动⋯⋯⋯⋯⋯⋯⋯⋯⋯⋯⋯⋯⋯⋯⋯⋯9

　　四、泪液的排出⋯⋯⋯⋯⋯⋯⋯⋯⋯⋯⋯⋯⋯⋯⋯⋯⋯⋯9

　第五节　泪液生理⋯⋯⋯⋯⋯⋯⋯⋯⋯⋯⋯⋯⋯⋯⋯⋯⋯⋯⋯9

　　一、泪液功能⋯⋯⋯⋯⋯⋯⋯⋯⋯⋯⋯⋯⋯⋯⋯⋯⋯⋯⋯9

　　二、泪液成分及特性⋯⋯⋯⋯⋯⋯⋯⋯⋯⋯⋯⋯⋯⋯⋯⋯10

　　三、泪液参数⋯⋯⋯⋯⋯⋯⋯⋯⋯⋯⋯⋯⋯⋯⋯⋯⋯⋯10

　　四、泪液的分泌⋯⋯⋯⋯⋯⋯⋯⋯⋯⋯⋯⋯⋯⋯⋯⋯⋯⋯10

　　五、泪液的稳定性⋯⋯⋯⋯⋯⋯⋯⋯⋯⋯⋯⋯⋯⋯⋯⋯⋯11

　　六、非侵入性泪膜破裂时间⋯⋯⋯⋯⋯⋯⋯⋯⋯⋯⋯⋯⋯11

　第六节　结膜⋯⋯⋯⋯⋯⋯⋯⋯⋯⋯⋯⋯⋯⋯⋯⋯⋯⋯⋯⋯11

　　一、结膜解剖学⋯⋯⋯⋯⋯⋯⋯⋯⋯⋯⋯⋯⋯⋯⋯⋯⋯⋯11

　　二、结膜生理⋯⋯⋯⋯⋯⋯⋯⋯⋯⋯⋯⋯⋯⋯⋯⋯⋯⋯12

**第二章　角膜地形图** ································································ 13

　第一节　曲率的测量方法 ···················································· 13

　第二节　角膜地形图中常用参数概念 ································· 16

　　一、常见的角膜地形图类型 ············································ 16

　　二、常见的角膜形态参数 ··············································· 18

　第三节　Placido 盘角膜地形图的原理、操作与常用参数 ······· 20

　第四节　角膜地形图在角膜塑形术中的应用 ···················· 23

　　一、角膜塑形镜验配前 ·················································· 23

　　二、角膜塑形镜配戴效果评估 ········································· 23

**第三章　接触镜材料及选择** ··················································· 27

　第一节　接触镜材料特征解读 ············································ 27

　　一、理想的接触镜材料 ·················································· 27

　　二、接触镜材料的重要属性——透氧性 ·························· 27

　　三、接触镜材料的重要属性——湿润性 ·························· 29

　　四、接触镜材料的重要属性——硬度 ····························· 32

　第二节　硬性非透气性材料及透气性材料 ························· 32

　　一、硬性非透气性材料 ·················································· 32

　　二、早期的硬性透气性材料 ············································ 33

　　三、硅氧烷丙烯酸 ························································· 33

　　四、氟硅氧烷丙烯酸 ······················································ 34

　　五、硬性透气性材料分类 ··············································· 34

**第四章　角膜塑形镜的历史背景及镜片设计** ·························· 36

　第一节　角膜塑形镜的历史 ··············································· 36

　第二节　角膜塑形镜的镜片设计 ········································ 37

　　一、VST 设计 ······························································ 37

　　二、CRT 设计 ······························································ 38

　　三、角膜塑形镜的环曲面(散光)镜片设计 ······················ 38

　第三节　角膜塑形镜作用于眼睛的压力 ····························· 38

　　一、泪液挤压力(泪液静液压) ········································· 39

　　二、逆几何设计镜片作用于角膜的力量 ··························· 39

**第五章　角膜塑形镜的验配** ··················································· 40

　第一节　验配前检查 ·························································· 41

一、问诊咨询 ·································································41

二、视力检查 ·································································41

三、裂隙灯检查 ·····························································41

四、眼底检查 ·································································44

五、眼压检查 ·································································44

六、检测眼前节相关参数 ···············································44

七、角膜地形图检查 ·····················································45

八、屈光不正检查 ·························································45

第二节　配戴者选择 ·························································46

一、配戴者筛选 ····························································46

二、角膜塑形镜的适应证及禁忌证 ···································46

第三节　验配 ···································································47

一、试戴验配 ·······························································47

二、配适评估 ·······························································49

三、常见配适状态 ·························································50

第四节　角膜塑形镜试戴验配中的一些原则 ·······················52

第五节　验配总结 ·····························································54

第六章　角膜塑形镜配适异常及参数调整 ························55

一、镜片偏位 ·······························································55

二、中央或旁中央岛 ·····················································57

三、角膜中央染色 ·························································58

四、拱顶配适 ·······························································59

五、镜片下气泡 ····························································59

六、角膜表面镜片压痕 ··················································60

七、戴镜后视力不佳 ·····················································61

八、镜片中心黏附 ·························································61

第七章　角膜塑形镜摘戴护理操作流程及复诊 ················63

第一节　角膜塑形镜摘戴操作流程 ·····································63

一、戴前准备 ·······························································63

二、戴镜流程 ·······························································64

三、摘镜流程 ·······························································65

第二节　复诊流程 ·····························································67

一、复诊的重要性 ·························································67

二、复诊时间安排 ··········································· 67

三、复诊项目 ··················································· 67

**第八章　角膜塑形术常见并发症及其处理** ··········· 69

第一节　常见角膜损伤及处理 ··························· 69

一、角膜上皮损伤 ········································· 69

二、镜下气泡与角膜面纱状隐窝 ····················· 72

三、镜片黏着症 ············································· 73

四、角膜塑形镜下异物侵入 ···························· 74

五、角膜色素环 ············································· 75

六、重影或眩光 ············································· 76

七、无菌性角膜浸润 ······································ 76

第二节　结膜炎性反应 ···································· 78

一、急性红眼 ··············································· 78

二、结膜炎 ·················································· 80

三、巨乳头性结膜炎 ······································ 81

第三节　镜片异变 ········································· 82

第四节　过敏性眼表炎症 ·································· 83

第五节　角膜塑形镜配戴相关的微生物性角膜炎 ····· 84

**第九章　角膜塑形镜相关病例** ··························· 86

第一节　常规病例验配 ···································· 86

第二节　逆规散光角膜塑形镜散光片配适 ············· 88

第三节　通过增大直径解决鼻颞侧不对称导致的镜片偏位 ·· 92

第四节　角膜过厚导致的角膜塑形镜效果不佳 ········ 96

第五节　近视激光手术后角膜塑形镜验配 ············ 100

第六节　角膜直径偏小者角膜塑形镜验配 ············ 102

第七节　换镜后视力矫正效果不佳 ···················· 105

第八节　高度近视高曲率大散光小角膜 ··············· 107

第九节　镜片护理操作不规范，复诊不及时角膜损伤 1 例 ·· 112

第十节　季节性过敏性结膜炎配戴塑形镜 1 例 ······· 114

第十一节　生活习惯欠佳致泪液质量不良塑形镜配戴者 1 例 ····· 114

**第十章　角膜塑形镜配戴眼表或视觉改变相关研究** ··· 116

第一节　配戴角膜塑形镜对眼表和泪液的影响 ······· 116

一、配戴角膜塑形镜后泪液改变 ································116

二、配戴角膜塑形镜后上皮改变 ································117

三、配戴角膜塑形镜后神经形态和角膜知觉的改变 ········118

第二节　配戴角膜塑形镜对眼表和睑板腺功能的影响 ········118

一、近视青少年眼表与睑板腺的状况 ······················118

二、角膜塑形镜的配戴对睑板腺的影响 ····················120

第三节　配戴角膜塑形镜与视觉质量变化 ····················121

一、对比敏感度 ···············································122

二、波前像差 ···············································123

三、点扩散函数 ···············································123

四、调制传递函数 ·············································124

五、眼内散射 ···············································124

六、影响角膜塑形镜配戴后视觉质量变化的相关因素 ·······125

第四节　停戴角膜塑形镜后角膜形态学及视觉质量的变化 ···126

一、停戴不同时间测量眼轴长度的变化 ····················127

二、角膜中央厚度的变化 ······································127

三、不同屈光度下角膜前表面屈光力回退与时间的关系 ·····127

四、配戴角膜塑形镜前后以及停戴后视觉质量的变化情况 ····128

参考文献 ····························································130

# 第一章

# 角膜塑形镜相关眼表的解剖与生理

角膜是眼球外壁组成部分,也是重要的屈光介质之一。当光线进入人眼时,会经角膜折射而传递到晶状体,再由晶状体将光线聚焦到视网膜上,视网膜感光细胞将光信号变为电脉冲,通过视神经传递到大脑,大脑将其转换为图像,从而将光信号转化为视觉。

角膜塑形镜是一种逆几何设计的硬性透气性角膜接触镜,通过夜间配戴后可暂时性、可逆性重塑角膜前表面形态。临床应用主要是矫正近视的角膜塑形镜,通过使角膜中央变平减低近视度数,提高白天的裸眼视力,大量临床研究已证实配戴角膜塑形镜能延缓儿童青少年近视的发展速度,控制近视增长。

## 第一节 角膜解剖学

角膜(cornea)位于眼球前部面积1/6、眼球壁的最外层,具有类圆顶状表面,整体透明。角膜在视觉成像中起着重要的透光聚焦作用。

角膜虽然看起来无色透明,但它具有复杂的组织结构。跟身体的大多数组织不同,角膜本身没有血管提供营养和免疫保护。角膜主要靠泪液和房水提供营养和去除代谢产物。

角膜也是一种"过滤器",可以屏蔽来自太阳的紫外线,如果没有这种保护,晶状体和视网膜就会受到紫外线的伤害。

### 一、角膜组织分层

角膜组织主要分为五层,从前到后分别为上皮层、前弹力层、基质层、后弹力层和内皮细胞层(图1-1)。角膜组织中的每一层都有各自的特点和其重要的功能。

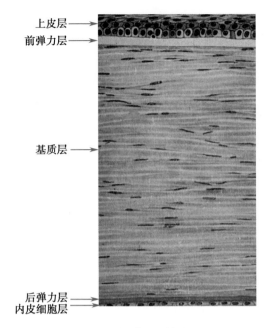

上皮层 →

前弹力层 →

基质层 →

后弹力层 →
内皮细胞层 →

图 1-1　角膜组织的分层

1. 上皮层（epithelium）（50~52μm）　位于角膜最外层，由细胞层和基底膜组成。细胞层由外向内分别为表层细胞、翼状细胞和基底细胞。上皮层特点是：

（1）上皮层作为屏障阻挡外来物质如灰尘、水和细菌等进入眼睛。细胞间的紧密连接形成上皮屏障以防止液体弥散及微生物的感染。

（2）形成光滑的表面，从表面的泪液中吸收氧气和营养物质，然后将其分配到角膜的其他各层。

（3）上皮细胞有很强的再生修复能力，当角膜上皮损伤时可迅速修复，修复时间从几小时到几天各不相同，主要取决于受损伤程度。

（4）在角膜塑形术中，角膜中央厚度的最主要变化就是上皮层变薄，大约在 20μm 左右，而中周部上皮变厚。

上皮层包含数千个微小的神经末梢，因此当眼睛擦伤或划伤时会感到明显的疼痛。

位于上皮细胞层基底细胞的底部的一层高度特异的细胞外基质，称为基底膜，厚约 150nm，与角膜上皮层细胞的分化、增殖、移行等修复功能密切相关。

2. 前弹力层（Bowman's membrane）（8~14μm）　角膜上皮层基底膜的后面有一层透明薄膜，称为 Bowman 层，由胶原蛋白中的蛋白纤维组成。前弹力层的特点是：

（1）由胶原纤维组成的无细胞薄膜。

（2）无再生能力，受损后会形成不透明的瘢痕组织，如位于角膜中央会影响视力。瘢痕与伤口是否规则、整齐相关。

3. 基质层（stroma）（420~540μm） 位于 Bowman 层的后方。它主要由水和胶原蛋白组成。胶原蛋白使角膜具有一定的强度、弹性和形态。基质层内无血管。胶原蛋白具有独特的形状，规则的排列和间距在维持角膜的光传导和透明性方面必不可少。其特点是：

（1）角膜中最厚的一层，约占角膜厚度的 90%。

（2）胶原纤维的规则排列保证了角膜保持光学性透明性。

（3）受伤后不可再生，被不规则的瘢痕组织替代，影响角膜的透明度和规则性。是否会留下瘢痕取决于受伤后纤维排列是否规则。

（4）在角膜塑形术中，有研究显示角膜中央部基质层并无变化，中周部基质层变厚；也有一些研究者认为中央部基质层变薄，主要是前基质层变薄。

4. 后弹力层（Descemet's membrane）（12μm） 在基质层的后面，是一种薄而坚固的组织膜，由精细的格子样排列的胶原纤维组成，与基质层的胶原纤维不同，易与基质层分离，是由角膜内皮细胞分泌构成。其特点是：

（1）由格子状精细排列胶原纤维组成。

（2）对各种机械外力和微生物具有较强的抵抗力。

（3）损伤后可以再生。

5. 内皮层（endothelium）（4~6μm） 位于角膜最内层，多角形单层细胞组成。内皮细胞在维持角膜透明度方面很重要。正常情况下，水分从眼睛内缓慢地向基质层渗透，内皮细胞的作用是将多余的水分从基质层中泵入到前房。如果没有这种水泵作用，基质层就会水肿、增厚和不透明。其特点是：

（1）单细胞层组成，成年人内皮细胞数量大约为 2 500 个 /mm²，随着年龄内皮细胞数量下降，每年生理性下降率为 0.6%。

（2）通过主动运输维持角膜相对脱水透明。

（3）目前认为角膜内皮细胞没有再生能力。

## 二、角膜形态及参数

角膜形态近似横椭圆形，水平直径平均约为 11.7mm，垂直直径平均约为 10.6mm，女性可能减少 0.1mm。角膜塑形镜验配者需考虑患者的角膜水平直径来决定镜片直径。亚洲人的眼睛普遍小于白种人。亚洲人群大多数使用的角膜塑形镜试戴片直径平均为 10.6mm。儿童的眼睛更小，应考虑使用直径更小的镜片，如直径为 10.4mm 或 10.2mm 等。

天津地区中小学生与大学生眼前节参数如下（表 1-1）。

表 1-1　天津地区中小学生与大学生眼前节参数（筛查数据）

| 参数 | 中小学生(6~8 岁) | 大学生(17~23 岁) |
|---|---|---|
| | 平均数 ± 标准差 | 平均数 ± 标准差 |
| 水平可见虹膜直径（WTW） | 12.07mm ± 0.51mm | 12.17mm ± 0.43mm |
| 角膜中央陡峭曲率 | 7.73mm ± 0.29mm | 7.71mm ± 0.31mm |
| 角膜中央平坦曲率 | 7.94mm ± 0.28mm | 7.92mm ± 0.29mm |
| 前房深度（不包含角膜厚度） | 3.10mm ± 0.29mm | 3.19mm ± 0.27mm |
| 前房深度（包含角膜厚度） | 3.65mm ± 0.29mm | 3.72mm ± 0.27mm |
| 晶状体厚度 | 3.47mm ± 0.22mm | 3.49mm ± 0.29mm |
| 中央角膜厚度 | 548μm ± 35μm | 538μm ± 37μm |

角膜面积为 1.3cm$^2$，占眼球总面积的 1/14。

角膜为双球面，呈新月形，前表面曲率半径平均 7.8mm，后表面曲率半径较小，平均为 6.5mm。

角膜屈光折射率：1.376（忽略泪膜）。

角膜是眼睛的主要光学表面，屈光力大约占眼的总屈光力 3/4。

角膜矢状面深度为 2.6mm，主要取决于角膜曲率半径。

根据 Maurice（1969 年）的说法，角膜中心处平均厚度为 0.52mm，角膜缘处为 0.67mm，周边部较中央厚。角膜厚度受缺氧程度的影响。正常情况下，在睡眠后角膜会发生 3% 的水肿增厚，如果角膜内皮功能异常时，眼睛闭合一段时间或睡眠后角膜水肿会更为严重。

角膜前表面不是球形对称的，由中心向周边呈扁平化改变。角膜曲率从中央到周边逐渐变平坦，并且每条子午线上的曲率均不相同。这种变化表明角膜不是任何特殊轴向上的立体旋转对称体。较大角膜散光是在角膜主子午线上曲率半径的较大差异所致。角膜中心的球形区域的轮廓是不规则的。

角膜成分：
- 78% 水（H$_2$O）
- 15% 胶原蛋白
- 5% 其他蛋白质
- 1% 糖胺聚糖（GAGs）
- 1% 无机盐类

上皮细胞占角膜湿重的 10%。

### 三、角膜周边血管

周边角膜和邻近 Schlemm 管的巩膜是由结膜、巩膜外层和角膜周围血管的终端血管来供应,这些血管在角膜营养中起次要作用。角膜的其余部分通常是无血管的。

# 第二节　角　膜　生　理

角膜的生理主要涉及:促进及维持角膜代谢活动的能量来源;角膜的透明性及维持。

## 一、神经分布与角膜敏感性

角膜具有非常丰富的神经分布,是人体内最敏感的组织之一。它由三叉神经(第 V 对脑神经)的眼分支提供。睫状神经(第 V 对脑神经的眼分支)进入角膜中部,位于基质层前段朝角膜中央部成放射状分布。睫状神经在角膜缘后方不远处,自脉络膜上腔穿出眼球,发出细支向前吻合,并与结膜的神经吻合,在巩膜不同深度形成角膜缘神经丛。自此神经丛有 60~80 支有髓神经从角膜缘于角膜厚度的中 1/3 处进入角膜,有髓神经在角膜缘内外 1mm 处脱髓鞘,由周边向中央伸展,纤维之间交叉重叠,构成神经丛分布在角膜各层。角膜浅层神经丛(角膜前基质神经丛)发出垂直小支穿过前弹力层,分成细纤维分布于前弹力层和基底膜与上皮细胞之间,形成上皮下神经丛,其再水平伸展形成轴突分支,称为束状神经丛,束状神经丛再垂直伸展成许多轴突分支末梢构成上皮内神经丛。周边到中央神经末梢增多,角膜上皮层在所有上皮组织中具有最多的神经分布。许多研究表明角膜神经提供的营养因子,对维持健康角膜是必要的。角膜敏感性会随着年龄增长、或长期配戴低透氧性材料制成的角膜接触镜以及创伤、疾病等因素而降低。当角膜水肿时,神经纤维会更加明显。

角膜神经的生理特征:

(1)大部分角膜神经是感觉神经。

(2)副交感神经支配。

(3)角膜是否由交感神经支配尚不能确定。

## 二、氧供

角膜的氧供在睁眼和闭眼的两种环境下是不同的。在睁眼时,主要来源于大气(21%),其次为角膜缘血管、房水。在闭眼时,主要来源于睑结膜毛细血管网(8%),其次为角膜缘血管、房水。

角膜氧消耗量(每单位体积的组织)在上皮、基质、内皮的比例分别是10:1:50。其中角膜内皮耗氧量最高,是因为其活跃的运输功能以维持平衡稳定的角膜含水量。

在不配戴隐形眼镜时,生理情况下,过夜睡眠后,角膜厚度会增加3%,称为生理性角膜水肿。严重的角膜基质水肿(>30%)可导致角膜上皮下水泡,称为大泡性角膜病变(bullous keratopathy),瞬目会引发水泡破裂,产生剧烈疼痛。

**角膜水肿的症状和体征:**

当角膜水肿时患者会有视觉紊乱如光晕或雾视,晨起较重,午后改善。严重时会出现视力下降、眼红、畏光、流泪、眼痛等。

可以通过光学或超声测量角膜厚度来分析角膜水肿程度,通常可使用超声生物测量、前节 OCT、光学生物测量仪、三维眼前节生物分析诊断系统、角膜内皮镜等测量,也可以通过共聚焦显微镜测量角膜厚度或分析角膜上皮基底细胞像素密度量化角膜水肿程度。

临床医师可通过裂隙灯显微镜观察评估角膜水肿的级别。可以观察到不同程度水肿时角膜结构的改变。如角膜上皮液泡、角膜上皮水肿、角膜后基质条纹、角膜后弹力层皱褶和角膜上皮下雾状混浊。

检查角膜上皮液泡或上皮水肿可采用裂隙灯高倍放大率直接焦点照明法观察,或散射法或间接照明法观察液泡。直接或间接照明法可观察角膜基质条纹。用镜面反射法可观察后弹力层皱褶。采用各种照明法都可以观察到上皮下雾状混浊,采用间接透照法时更明显。

当角膜水肿率 <5%(角膜厚度无显著变化),通常没有任何体征。当角膜水肿率在 >5% 时才能观察到角膜基质垂直条纹。当角膜水肿率达到8%~14%,可以在后弹力层和内皮层中看到皱褶,呈凹陷的槽或凸起的脊改变,随水肿增加皱褶增多加重。当角膜水肿率达到15%时,基质呈现模糊的、灰白色混浊改变,角膜透明性下降,视力便会受到影响,当水肿程度超过20%时视力模糊症状会更明显。

## 三、角膜透明度

上皮和内皮的紧密连接可允许部分分子选择性通过(例如:小分子、有关代谢的重要物质),作为维持角膜相对脱水透明状态的物理学屏障。内皮活跃的运输功能(代谢泵)可将角膜(基质)内的水分主动泵出。泪液是角膜氧供的重要来源,内皮泵(内皮的液体控制机制)可以使角膜在一种较低水平的氧供下维持角膜透明。如果角膜氧供下降至不可接受水平,水液会聚积在角膜基质层,导致角膜透明度的丧失(即水肿)。房水中的葡萄糖可为角膜内皮泵提供能量。同时房水也是维持角膜新陈代谢的主要来源。

一般角膜条纹或皱褶对视力的影响并不明显,当角膜严重缺氧或遇到其他生理挑战时如眼压升高,内皮泵功能受损,角膜水肿程度加重,影响角膜透明性。

### 四、角膜上皮损伤修复

角膜上皮拥有超强的再生修复能力。较小的损伤需 2~3 小时完成修复;上皮缺损区域直径约 2~3mm 时,大概需要 2~3 天愈合。因为前弹力层不可再生,损伤深度超过前弹力层的不规则创伤将会留下永久性的瘢痕;损伤范围虽累及前弹力层,但是规则创伤,如 LASIK 手术,也可能会在不遗留瘢痕的基础上恢复。

早期再生修复的角膜上皮细胞因为并未重新建立与基底膜或基质层牢固的黏附力,很容易再破坏或剥脱。因此,角膜塑形镜配戴者在出现 2 级及以上的角膜上皮损害之后,建议修复后需多停戴几天以缓和、巩固。

# 第三节　过夜配戴角膜塑形镜对角膜生理的影响

日间配戴硬性透气性接触镜时,氧气进入角膜通过眨眼时的泪液交换(泪泵)和氧气通过镜片的弥散两种方式。眨眼泪液交换可提高 10%~20% 的氧气供应量。在不配戴接触镜睡眠时,约 8% 的氧气来自上眼睑睑结膜毛细血管网,晨起时会产生约 3% 的角膜水肿。

与日间戴镜相比,夜间睡眠期间配戴塑形镜,眼睑闭合,缺乏眼睑活动,镜片不移动,无泪液交换;镜片位于眼睑和角膜之间,影响眼睑结膜毛细血管供氧,减少角膜供氧,不能及时将角膜表面的代谢废物和二氧化碳排出,从而导致泪液渗透压改变、泪液和角膜 pH 值下降,同时角膜温度升高。夜间配戴塑形镜会改变角膜供氧和眼表微环境。

角膜氧供主要依赖于镜片的氧传导性。可以通过使用更高透氧率的镜片来提高角膜供氧,但角膜塑形镜配戴中废物的堆积仍然是存在的问题。

# 第四节　泪 膜 结 构

健康的眼表包括眼睑、结膜、角膜、泪腺和泪膜(tear film)等,它们在解剖、组成和生理功能上相互联系。正常功能的泪膜能够保护眼表健康和保持视力的清晰。泪膜可提供眼部润滑、舒适的环境和免疫保护,维持上皮细胞完整,并为清晰的视力提供光滑的光学折射表面。

人的泪膜是一种复杂的、高度有序的结构,由外表面的脂质层和较厚的水 – 黏蛋白组成,黏蛋白趋向角膜上皮细胞层的浓度逐渐增加。泪膜的健康与否影响接触镜是否能够成功配戴。戴镜不舒适和眼干是配戴者减少戴镜次数的最常见原因,甚至可能导致最终停用接触镜。因此,在开始配戴接触镜之前,对泪膜完整性和眼表健康进行全面的临床评估是至关重要的,以保证安全、舒适的眼表环境。在戴镜过程中,也需要对泪膜进行评估,以确定哪些方面需要临床处理,确保维持最佳的戴镜状况。

人眼通过瞬目作用,可以从下泪河不断补充泪液,对抗角膜前表面泪膜重力下沉和蒸发力,保护角膜和结膜上皮细胞免受眼睑眨眼时所施加的切变力的影响。人泪膜厚度正常约为 $6.0\mu m \pm 2.4\mu m$,干眼患者泪膜厚度减少到 $2.0\mu m \pm 1.5\mu m$。每次眨眼,泪水都会覆盖角膜,保持眼表湿润,帮助眼表伤口修复,预防感染。正常泪膜可大致分为三层(图 1-2):

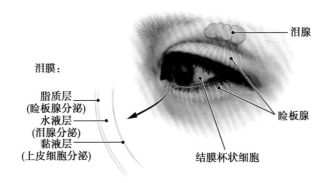

图 1-2 泪膜的解剖

(1)外层脂质层:防止泪液蒸发过快,延迟泪膜在眼表停留时间。

(2)中层水液层,滋养角膜和结膜,覆盖眼睛前表面和眼睑结膜。

(3)内层黏液层,有助于水液层在眼表面均匀分布,以确保眼表保持湿润。

有些人认为黏液层应该被认为是角膜的一部分,这样泪液构成于一个双层结构。

## 一、泪液分布

泪液通过以下机制进行均匀分布:正常和自主性的眼睑活动,每次瞬目使泪膜在角膜前表面重新分布,眼球正常和自主性的运动;在睑缘形成一条泪液"河",在内眦形成一个泪液"湖"。泪液在虹吸的作用下,以及自身重力和瞬目运动的共同协助下流动(图1-3)。

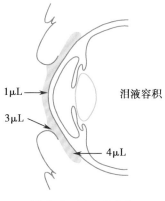

图 1-3　泪液的分布

## 二、泪液稳定性

黏蛋白层通过眼睑的瞬目作用而扩散。新生的黏蛋白层增加上皮的湿润性。水液层变薄会留下脂质和黏蛋白混合物,而这些混合物不会"湿润"上皮,因而导致该处泪膜破裂。

## 三、泪液扩散和流动

眨眼或瞬目睁眼时,上眼睑向上运动将水分分布到角膜和结膜表面,继而脂质层在泪液层表面扩散。这种扩散增加了泪膜的厚度和稳定性。

眼轮匝肌的收缩会导致眼睑闭合由颞侧向鼻侧方向运动,像剪刀样运动。眼睑闭合将泪液推向内眦部。

泪囊上部因眼轮匝肌收缩而扩张。这种扩张膨胀会产生负压,将眼泪吸引到排出系统中。睁开眼睛时,这种动力过程就会逆转。虹吸作用和重力作用在泪液排出过程中起一定作用。泪液流动的更新率大约是每分钟16%。

## 四、泪液的排出

泪液通过位于泪阜的上、下泪小点引入到上、下泪小管。上、下泪小管汇合后立即进入泪囊。泪液通过鼻泪管,最后流进鼻腔。鼻泪管的出口由Hasner瓣膜控制。Hasner瓣膜可防止鼻腔内容物回流进入鼻泪管或泪囊。眼睑的正常运动也能激活Hasner瓣膜。眼睑闭合可以关闭Hasner瓣膜。

# 第五节　泪　液　生　理

## 一、泪液功能

1. 光学　在角膜上形成光滑的光学表面。

2. 润湿　维持角膜和结膜的湿润环境。

3. 杀菌/抑菌　泪液中含有溶菌酶、乳铁蛋白、β-溶血素和免疫细胞等,具有抗菌作用,在角膜结膜等眼表损伤时可激活白细胞途径。

4. 代谢　通过泪液向角膜转运营养物质和代谢产物。

5. 保护　洗脱和稀释结膜囊内和眼表有害刺激物、异物等。

## 二、泪液成分及特性

由于角膜是无血管结构,泪膜为角膜上皮提供葡萄糖、电解质和生长因子,同时转运废物和自由基。泪膜是一种稀释的蛋白质溶液,与血清有相似的成分,但浓度不同。葡萄糖浓度明显低于血浆(泪液中为 25mg/L,血浆中为 85mg/L),氯和钾含量较高。其他电解质成分包括钙、镁、碳酸氢盐、硝酸盐、磷酸盐和硫酸盐。泪膜包含抗氧化剂,如维生素 C、酪氨酸和谷胱甘肽,清除自由基,帮助减少细胞氧化的损伤。泪膜还提供了大量的生长因子,例如神经肽和蛋白酶抑制剂,在维持角膜健康和促进伤口修复愈合方面非常重要。泪膜成分主要包括:

杀菌 / 抑菌成分:溶菌酶、乳铁蛋白、β- 赖氨酸(b-lysin)。β- 赖氨酸在影响细菌中的作用还不清楚。

离子成分:除了 $Na^+$ 和 $Cl^-$,还有 $K^+$、$HCO_3^-$、$Ca^+$、$Mg^+$、$Zn^+$;氨基酸;尿素。

## 三、泪液参数

泪液含水 98.2%。正常渗透压范围为 294~334mOsm/L(0.91%~1.04%),平均 310mOsm/L(0.96%)。渗透压与泪液流量有关,闭眼后由于蒸发减少,渗透压降至 0.89%。

泪液折射率为:$n=1.336$。

泪液里含有一些葡萄糖。氧分压($PO_2$)在睁眼时为 155mmHg 或 20.9%,闭眼时是 55mmHg 或 7%。

容量:6.5~8μL。

流速:0.6μL/min。

泪液更新率 16%/min。

每日生成率:有争议(范围 1~15g)。

## 四、泪液的分泌

1. 基础性分泌　非常少,无法测量,<0.3ml/min。这是正常的泪液分泌水平。

2. 反射性分泌　由损害、心理、情感等因素刺激而产生的眼泪。

反射性分泌:

(1)心理性分泌:由心态、思想和情绪引起的泪液分泌。

(2)感观性分泌:由三叉神经感觉神经纤维产生。

## 五、泪液的稳定性

泪膜破裂时间(break-up time,BUT):表示瞬目后睁眼开始到泪膜破裂所需的时间。

睁眼后泪液蒸发,局部变薄,当泪膜破裂和泪水退去时,就会形成干燥斑(点)。

检测方法:在下眼睑穹窿部滴入荧光素钠,眨眼后在裂隙灯下使用"钴蓝光"观察泪膜。眨眼后记录泪膜中第一次出现黑色干燥斑(点)的时间。注意不要触摸或干扰眼睑,并保持眼睑位置正常。

眼表面的一些缺陷和染色条的表面活性剂成分都会影响完整泪膜的形成,泪膜破裂时间需要重复测量3次求其平均值。一般BUT>15s是正常,<10s是异常。

## 六、非侵入性泪膜破裂时间

非侵入性泪膜破裂时间(noninvasion average break-up time,NIBUT)是一种不需要使用荧光素染色液的泪膜破裂时间试验。检查为客观性、非侵入性,且结果比使用染色液的BUT试验结果重复性更好,更加可靠。传统的NIBUT需要使用镜面反射投照法观察,只能在一个相对狭窄的区域才可能观察到,所以NIBUT很难测量。眼表综合分析仪以Placido环为基础提供多波长光源高清摄像的原理,进行数据分析,可以提供NIBUT。

当眼睛泪液量较少或泪液质量较差时,无法保持角膜表面润滑,长时间角膜的干燥可诱发干眼。干眼的主要症状有眼睛的刺激感、异物感、烧灼感等。干眼在后期反而可出现泪溢,并伴有眼睛疼痛和发红。重度的干眼症患者还可能感觉眼睑沉重或者视力模糊。

# 第六节　结　膜

## 一、结膜解剖学

结膜(conjunctiva)是覆盖于眼睑内表面和巩膜外表面的一层黏膜,从眼睑边缘开始并向后覆盖眼睑内表面,在穹窿部折叠后再向前覆盖眼球前部,与角膜上皮在角膜缘处融合。

结膜分为三部分:①位于眼睑后表面的部分称为睑结膜。睑结膜具有丰富的血管,呈淡红色,与睑板紧密粘着,不可移动;②位于眼球表面及角膜缘的部分是球结膜。球结膜薄而透明,与其下方组织连接松散,具有高移动性,有利于眼球运动,也易发生球结膜水肿;③连接球结膜和睑结膜的中间部分,称为穹窿结膜。穹窿结膜有丰富的疏松结缔组织,多皱褶,有利于眼球自由转动。

## 二、结膜生理

结膜的主要功能是:

1. 保持眼球前表面的湿润和润滑。

2. 保持眼睑内表面的湿润和润滑,便于开睑闭睑,不会产生摩擦或引起眼刺激。

3. 保护眼睛免受灰尘、碎屑和微生物的侵害。

4. 结膜有许多小血管,为眼球和眼睑提供营养。结膜还含有分泌泪膜成分的副泪腺如 Krause 腺和 Wolfring 腺,分泌水分,形成泪膜中的中间水液层。结膜杯状细胞分泌泪液里的黏蛋白。

# 第二章

# 角膜地形图

角膜地形图（topography）是研究角膜形态的重要工具，在不规则角膜、圆锥角膜的诊断、RGP 验配、角膜塑形镜验配和复查中都有重要的作用。角膜地形图的概念与地质学中表示地表高度的"地形图"概念相似，使用伪彩色编码，用不同颜色代表不同的曲率、高度和厚度等。角膜塑形镜验配中通常使用的是基于 Placido 盘的角膜地形图，其也是应用最广泛的角膜地形图。本章主要以 Medmont E300 为例介绍基于 Placido 盘的角膜地形图。

## 第一节　曲率的测量方法

曲率测量方法主要有角膜曲率计（keratometer）、角膜镜（keratoscope）和角膜地形图。

1. 角膜曲率计　角膜曲率计于 1851 年由德国物理学家 Hermannvon Helmholtz 发明，可测量角膜中央 3mm 范围内的曲率。在临床应用中具有易用性好、重复性好、廉价等优势，但也存在一些局限性，如测量范围较小，通常为 40~46D。曲率计的测量原理是根据球面反射，且假设角膜是球柱体，因此更适合规则角膜形态患者，对于不规则散光、泪膜质量很差的患者测量误差较大，泪膜对角膜曲率计测量值的影响较角膜地形图稍小，只能测量角膜中央 3mm 区曲率，无法测得中央区和周边区的角膜曲率（图 2-1）。

2. 角膜镜　1880 年，Antonio Placido 发明了 Placido 盘，即由黑白相间等距的同心圆环组成的圆盘。其投射到角膜上，圆心位于第一 Purkinje 反射点，通过观察同心圆的形态和间距的改变来计量角膜前表面曲率。角膜镜是带有背光照明的简易 Placido 盘观察仪器（图 2-2）。

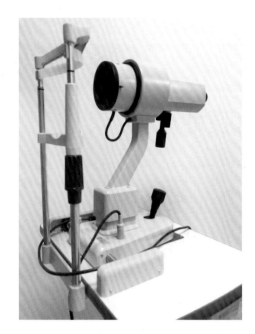

图 2-1　角膜曲率计

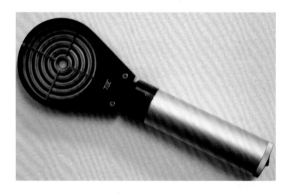

图 2-2　手持角膜镜

3. 角膜地形图　常见的角膜地形图如下：

（1）基于 Placido 盘原理的角膜地形图，如 TMS-4、Medmont E300、Keratron Scout、Keratograph 5M、Atlas、OPD-Scan、MODI2、Antares 等。

（2）基于角膜断层扫描原理的角膜地形图，如 Obscan、Pentacam（图 2-3）、Galilei、TMS-5、Sirius、Artemis/Insight 100、OCT 等。

早期的 Placido 盘只能用于角膜形态定性分析，在 1980 年，Stephen Klyce 使用计算机对 Placido 盘的图像进行定量分析，并使用伪彩色编码，精确分析全角膜区域的曲率值，由此成为可定性定量、真正实用的角膜地形图。

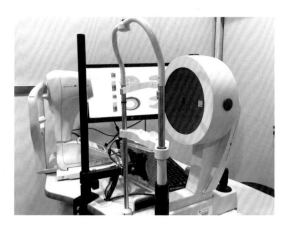

图 2-3　基于角膜断层扫描原理的 Pentacam 角膜地形图

目前市场上基于 Placido 盘的角膜地形图仪,原理基本相同,大致可以分为大锥和小锥两类。大锥的优点是工作距离大、容易对焦、操作方便、对焦精度对结果影响小,但容易被鼻梁遮挡因而造成角膜测量范围偏小(图 2-4)。相对来说,小锥不受脸型和鼻梁的影响,测量范围较大,但操作相对较难(图 2-5)。

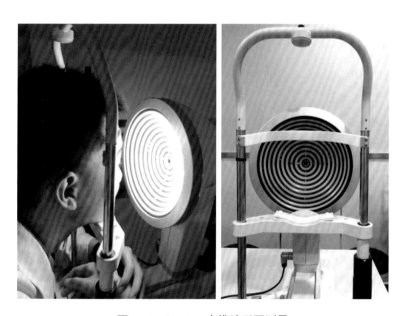

图 2-4　Placido 大锥地形图测量

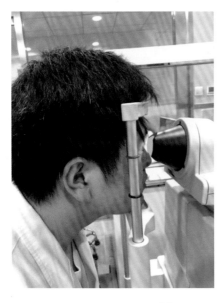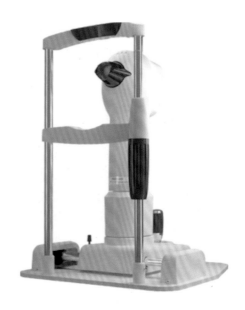

图 2-5　Placido 小锥地形图

# 第二节　角膜地形图中常用参数概念

角膜曲率公式,即 $D=(n_2-n_1)/r$。$D$ 为角膜屈光力,$n_2$ 为角膜折射率,$n_1$ 为空气折射率,通常用于计算的 $n_2$ 为 1.337 5,$r$ 为角膜曲率半径,角膜曲率半径分为轴向曲率半径(axial curvature)和切向曲率半径(tangential curvature)。角膜曲率可以用曲率半径(mm)表示,也可以通过屈光力(diopter,D,曲率值)表示。

## 一、常见的角膜地形图类型

1. 轴向图(axial power)或矢向图(sagital power):通常用于描述角膜表面某一点相对于视轴的曲率。由于角膜表面是非球面的,在角膜周边区域,轴向曲率值会存在明显的误差。轴向图显示能忽略局部角膜的小差异,可以显示出整个角膜的大致形态,便于对角膜曲率的整体理解(图 2-6)。轴向曲率值更接近角膜曲率计的计算公式,其描述的中央区角膜的屈光结果更准确,常用于屈光手术前后的评估。相比于切向图,当患者检查时没有良好注视时,轴向曲率值误差较大。

2. 切向图(瞬时曲率图 tangential/instantaneous power):切向图使用角膜某一点所在曲线,作其切圆,得到该圆的半径,即为该点的曲率半径。因此切向图上曲率代表角膜每个点的局部曲率,每个点之间的差异可能较大,造成角膜曲率变异性增大,曲率变化不连续(图 2-7)。切向图没有轴向图变化平缓,更容易发现角膜的局部变化,尤其适合发现角膜曲率的局部剧烈变化,如角膜塑形镜配戴后角膜形态的改变和定位情况、圆锥角膜的锥顶位置等。

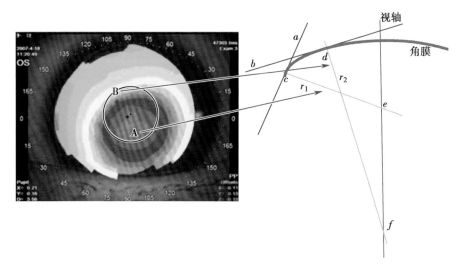

**图 2-6　轴向图曲率计算**

轴向图 A 点曲率的计算为经过 $c$ 点切线的法线与视轴的交点为曲率半径 $r_1$,

即线段 $ce$ 为其曲率半径 $r_1$,并非真实的曲率半径

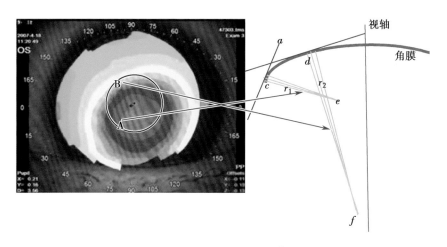

**图 2-7　切向图曲率计算**

切向图 A 点曲率计算为经过 $c$ 点的真实曲率半径 $r_1$

3. 屈光力图(refractive power)　通过斯涅尔定律(折射定律)将表面屈光力转换为折射屈光力来描述角膜屈光力,通常也用于角膜塑形术后以及屈光手术后识别中央岛和治疗区。

4. 高度图（elevation power） 高度图是表示角膜前、后表面每一点的空间高度值。按照有无参考球面可以分为绝对高度图和相对高度图（图 2-8）。

（1）绝对高度图通常假定角膜顶点平面为零高度值平面，角膜各个点的空间高度值类似于地理高度图显示。

（2）相对高度图通常首先按照角膜前表面的曲率拟合出一个球面参考面，称为最佳拟合球面 BFS（best fit spherical），角膜各个点的空间高度值相对于该参考面的高度值即为相对高度值。由于高度值可以更加准确地体现角膜的真实形态情况，所以被广泛应用于硬性透气性角膜接触镜（RGP）的验配。尤其高度值能得到角膜周边区域的平坦和陡峭方向的高度差，该高度差用于判断是否考虑使用 toric 设计或球面设计 RGP 镜片，以防两条主子午线方向上的矢高差过大，造成镜片定位不佳。

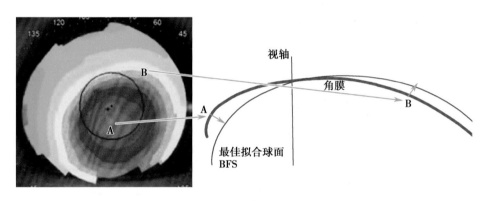

图 2-8 高度图

角膜上任意点高于 BFS 为正值，反之为负值，其绝对值为高度差，
高度图用于描述整体角膜各位置相对于 BFS 的高度差

5. 差异图（difference map） 差异图是指两次角膜地形图检查的曲率或高度差值图。由于每次角膜地形图的注视点相同，计算机软件很容易计算出各种类型地形图的差异值。差异图常用于分析屈光手术前后或角膜塑形镜配戴前后引起的角膜形态改变（图 2-9）。

## 二、常见的角膜形态参数

e 值（eccentricity index）：正常角膜的前表面不是一个理想的球面，而是一个由角膜中央向周边曲率逐渐从陡峭变平坦的非球面。e 值用来描述角膜由中央向周边曲率变平坦的速率（图 2-10）。e 值越大，变平坦的速度越快，即周边区曲率与中央区曲率差值越大。正常人群的角膜形状为长椭圆，e 值范围为

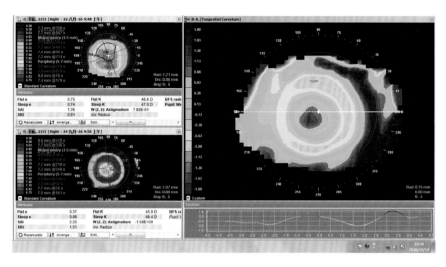

图 2-9　差异图

0.45~0.55。当 e=0 时,角膜形态为理想的球面。由于在不同子午线上这种由中央区向周边区变平坦的趋势并不相同,所以角膜不同子午线上的 e 并不相同,通常角膜地形图会提供最平坦、最陡峭方向的 e 值及平均 e 值等。另外两个描述角膜非球面性的常见参数是 Q 值(非球面参数)和 P 值(形态因子),它们之间的关系是:$Q=-e^2$,$P=1-e^2$。

1990 年,Bogan 提出一种被广泛接受的角膜形态分类法。根据角膜地形图上暖色(即中央区曲率高曲率区域)的形态将角膜前表面划分为 5 种形态,即圆形(22.6%)、椭圆形(20.8%)、对称领结形(17.5%)、不对称领结形(32.1%)和不规则形(7.1%)。

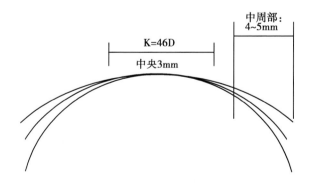

图 2-10　e 值

19

# 第三节　Placido 盘角膜地形图的原理、操作与常用参数

1. 基于 Placido 盘原理的角膜地形图　角膜地形图仪采集 Placido 盘在角膜表面的投影,通过观察 Placido 盘形态,主观上我们可以对角膜形态做出基本判断,环间距越小,角膜曲率越陡峭;反之,环间距越宽,角膜曲率越平坦。角膜地形图仪将采集的角膜表面的 Placido 投影数字化处理,再使用数学公式计算出角膜各个点的曲率,从而客观量化角膜的曲率。

2. 操作注意事项

1)眨眼后保持眼睛尽力睁大(应避免眼睑和眼睫毛的遮挡)(图 2-13)。

2)对于眼窝深的患者应轻微向上或向下扭转头部,对于鼻梁偏平的患者容易有内眦赘皮,患者应轻微向左或向右扭转头部以避免面部阴影。

3)测量过程中应允许患者正常眨眼以确保稳定的泪液水平,不稳定的泪液会影响测量结果的质量与可信度(图 2-11,图 2-12)。

4)至少测量 3~4 次,比较每一次测量的形态。

5)删除质量较差的图像。

6)保存三至四张良好的角膜地形图作为初始档案。

3. 常用参数

1)K 值(kerotoscope index):曲率值,常用参数有平坦 K 值(最平坦子午线方向的平均 K 值)、陡峭 K 值(最陡峭子午线方向的平均 K 值)、平均 K 值。

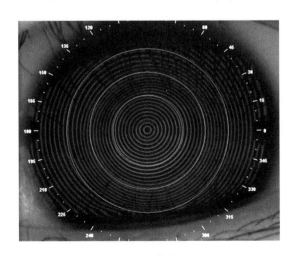

图 2-11　泪膜质量均匀

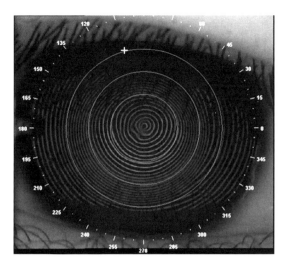

图 2-12 泪膜质量不均匀

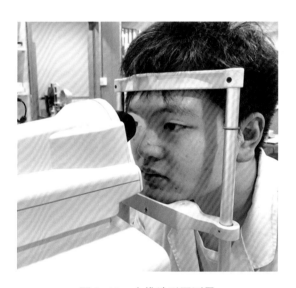

图 2-13 小锥地形图测量

2）散光值（astigmatism index）：平坦方向与陡峭方向的平均曲率差值。

3）SAI（surface asymmetry index）：表面非对称性指数。相隔 180° 的 128 条子午线等距离对应点的屈光度差值的加权总和，即为 SAI。SAI 越大，角膜越不规则，理论上一个完美的球面或者屈光力完全对称的表面，SAI 为 0。

4）SRI（surface regularity index）：表面规则性指数。对角膜中央区 4.5mm 内的 256 条径线上的屈光力分布进行评估，仅选择中央 10 个环的数据，若 3 个相邻环屈光度不规则（即非逐渐降低，升高或不变），计算求得 SRI 值，SRI 描述了角膜光学区的光学质量与角膜潜视力（potential visual acuity，PVA）正相关。

5）SimK（simulated keratometry）：模拟曲率值。角膜中央区 6、7、8 环的曲率，等同于角膜曲率计读数。SimK1 通常为最大平均曲率值，SimK2 通常为最小平均曲率值，MinK 为各个子午线中最小曲率及其轴位。

6）角膜潜视力（potential visual acuity，PVA）：根据角膜曲率的分布对称性和规则性推测的可能获得的视力。与 SAI、SRI 相关。

7）I-S 值（inferior-superior index）：角膜下方与上方平均屈光力的差值。在距角膜中央 3mm 的圆周上以相同的间隔取 5 个值，与对侧 180° 径线上对应的点屈光力的差值，并求平均差值，即为 I-S 值，I-S 值高于 1.4 提示可疑圆锥，高于 1.9 可诊断圆锥。

8）水平可见虹膜直径（horizontal visible iris diameter，HVID）：借助角膜地形图仪，我们可以很方便获得水平方向的虹膜直径，在角膜塑形镜验配时通常用来代表角膜大小（图 2-14）。

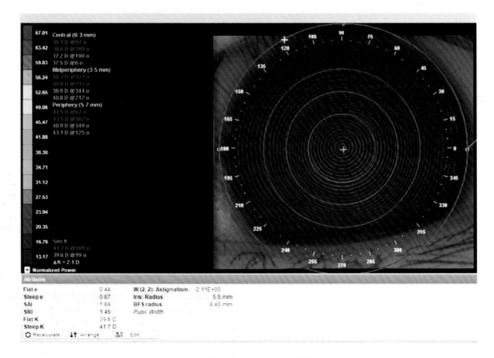

图 2-14　使用角膜地形图测量 HVID

# 第四节　角膜地形图在角膜塑形术中的应用

## 一、角膜塑形镜验配前

1. 角膜散光和范围的确定　根据轴向图的结果,可以获取角膜散光的大小、轴向和范围(图 2-15)。有助于判断是否需要使用环曲面设计的镜片。

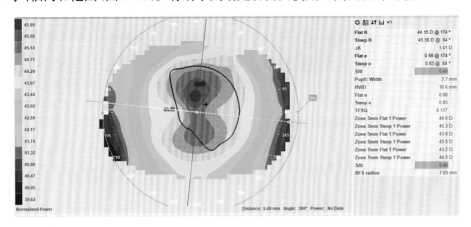

**图 2-15　角膜地形图轴向图观察角膜散光的形态和范围**

2. 角膜曲率和 E 值　从地形图中读取角膜曲率值,包括平坦 K 值和陡峭 K 值,用于首次试戴片参数的选择。地形图给出角膜的 e 值,可以帮助修改首次试戴片的参数,如 e 值偏大,周边区角膜曲率较中央区角膜曲率平坦的程度更大,则应该选择偏平坦的试戴片。e 值过大(>0.7)或者过小(<0.3),提示是否需要考虑特殊设计的角膜塑形镜。

3. 基于角膜地形图的个性设计　对于角膜表面形态比较特殊者,如大散光、平坦或陡峭角膜、角膜过大或过小、e 值过大或过小等,可根据其角膜地形图和验配软件进行个性化的镜片设计,这样可提高预测性,更有效地保证镜片的配适状态。

## 二、角膜塑形镜配戴效果评估

中央光学区塑形效果通常会使用切向图评估配戴角膜塑形镜后的治疗效果,可以根据压迫区的均匀程度大致分为:

(1)均匀的中央压迫型:呈现同心圆状,中央最平坦,周边区呈阶梯状递变(图 2-16)。

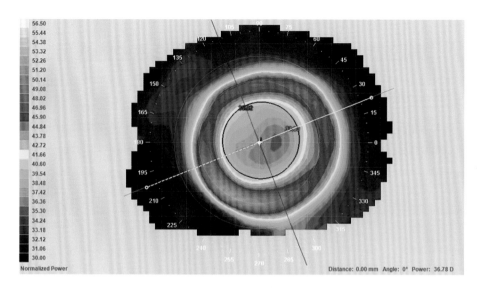

图 2-16　角膜塑形镜配戴后"牛眼"角膜形态

　　(2)半环状压迫型:压迫存在明显的偏位,偏心量大于 1mm 时有明显视觉症状(向上和向下两个偏位)(图 2-17)。

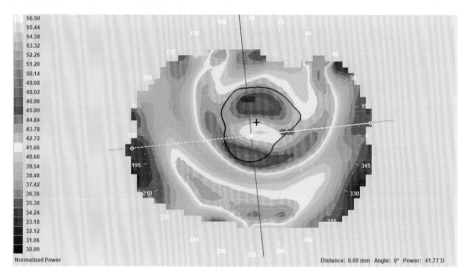

图 2-17　角膜塑形镜配戴后上方偏位

　　(3)不规则型:角膜塑形镜水平鼻侧或颞侧偏位时地形图表现(图 2-18)。

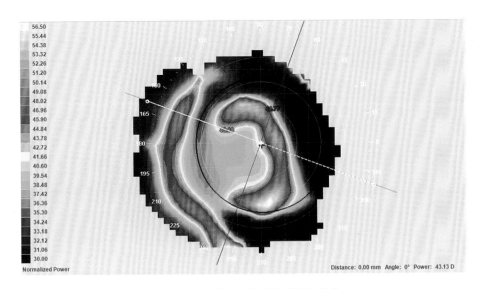

图 2-18　角膜塑形镜配戴后侧方偏位

(4)中央岛型:中央压迫区存在一个 >1mm 的区域,该区域曲率大于邻近区域 1D 以上(图 2-19)。

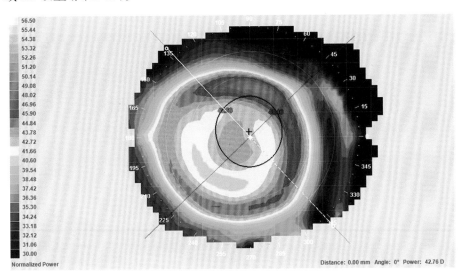

图 2-19　塑形镜配戴后中央岛

(5)压迫区域大小、中心位置的确定:理想的治疗效果是压迫中心与注视中心重合,临床上常会出现两个中心的偏差,称之为治疗区(光学区)偏位。通常认为临床中偏位 <1mm,且没有明显主诉视觉质量下降,称之为亚临床偏位。压迫区域的大小和位置,对戴后视觉质量有较大的影响(图 2-20)。

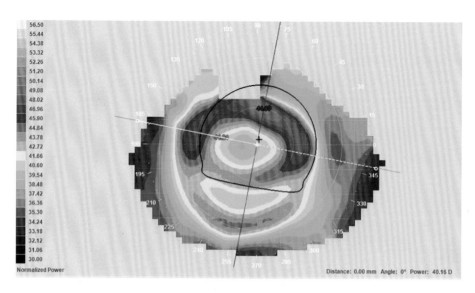

图 2-20　两次塑形镜配戴区域不一致

　　(6)中央区降幅的确定：通过角膜塑形镜配戴前后的角膜地形图的差异图，可以方便获取塑形镜的压迫量，用于预测塑形的进度(图 2-21)。

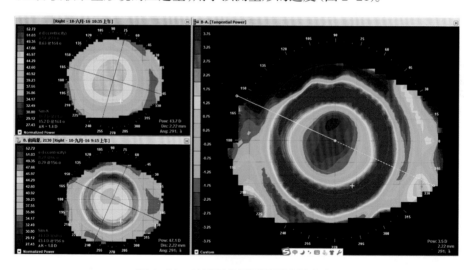

图 2-21　地形图差异图看压迫量大小

　　(7)随诊期间压迫状态的动态变化：角膜塑形镜治疗后角膜形态改变是可逆的，每日夜间的塑形效果存在一定的波动，角膜地形图的随访检查有助于医生客观地评估塑形的动态变化，这种动态变化往往与患者主诉的视觉感受相一致。

# 第三章

# 接触镜材料及选择

在研制接触镜材料时需要考虑材料的很多特性,其中包括光学透明性、尺寸稳定性、氧传导性、湿润性和生物相容性等等。这些重要的材料表面特性在制造接触镜时不应该被忽视。这些特性影响着镜片与泪膜的相互作用,以及材料在配戴过程中产生任何沉积物的可能性。更重要的是,材料表面的性质会对接触镜的舒适性、配戴时间和视觉清晰度产生至关重要的影响,这些都是决定镜片能否成功配戴的重要影响因素。

## 第一节　接触镜材料特征解读

### 一、理想的接触镜材料

- 为正常角膜新陈代谢提供充足的氧气
- 生理学惰性(生物学惰性)
- 眼内保持湿润性
- 能抗老化,尤其是抗沉淀
- 维持稳定的尺寸
- 在操作过程中耐破损
- 透光率高
- 符合光学规律,光学效果可以预测
- 物理属性使得镜片可制成和维持高质量的表面
- 镜片护理程序简单
- 镜片制造工艺简单

### 二、接触镜材料的重要属性——透氧性

接触镜材料最重要的一个参数是材料的透氧系数,也叫氧通透性、透氧率

(oxygen permeability, Dk)。透氧性是接触镜的材料属性而不是镜片属性。透氧系数(Dk)是镜片材料的重要参数之一,该属性是固有的材料属性(同于材料特定的重力或折射率)。它不随镜片的厚度、形态和后顶点屈光力(back vertex power, BVP)变化。Dk 值是弥散系数"D"(代表材料允许气体通过的固有能力)和溶解系数"k"(代表氧溶解于材料中或材料表面上的程度)的乘积。定量地说,弥散系数是气体分子在物质中移动的速度,溶解系数表示在特定的压力下,单位体积物质中能溶解的气体量。

**透氧系数 Dk 值的定义公式:**

Dk= 气体量(cm$^3$)× 厚度(cm) / 面积(cm$^2$)× 时间(s)× 压力差(hPa)

其单位为(cm$^2$/s)［mlO$_2$/(ml·hPa)］或(cm$^3$O$_2$·cm)/(cm·s·hPa)。用百帕(hPa)为单位得到的 Dk 数值乘以 1.333 22 即得到以毫米汞柱(mmHg)为单位计算的 Dk 值。目前,国际上普遍使用 ISO/Fatt 法测量 Dk 值,这种方法使用在顶端带有探测头的薄片材料,将探测头浸于液体溶液中,即可测量出透过该薄片材料的透氧量。

中国国家食品药品监督管理局按材料的 Dk 值将 RGP、角膜塑形镜材料分类为低透氧系数(Dk 值 <50)、中透氧系数(Dk 值介于 50 至 90 之间)和高透氧系数(Dk 值 >90)材料。如:Boston XO 材料的透氧系数 Dk 值是 100,Menicon Z 材料的透氧系数 Dk 值是 163。

中国国家食品药品监督管理总局制定的角膜塑形镜行业标准规定:用于日戴的角膜塑形镜,其材料的 Dk 值必须大于 50(ISO 方法);用于夜戴的角膜塑形镜,其材料的 Dk 值必须大于 90(ISO 方法)。

实际的镜片透氧率还要考虑材料的厚度(t)因素,即 Dk/t 来评价材料的准确透氧性能。氧传导性(Dk/t)是使用材料的 Dk 值(透氧率)除以镜片厚度来计算。计算不同种类氧传导性,可以选择不同意义的厚度 t,它可以是 tc(几何中心厚度)或局部厚度。

氧传导性是在实验室中测量的结果,用来推算材料的透氧率(Dk)。Dk/t 是由测量材料的厚度计算而得的,在活体眼中,有 3 种间接方法来推断镜片的氧传导性:

- 测定戴镜过夜后角膜水肿。
- 等效氧百分比(EOP 值):表示透过镜片后,镜片与角膜之间混合气体中氧气的浓度(平衡氮和水蒸汽),EOP 正常值为 0%~21%(空气中氧气含量为 21%)。
- 镜片摘除后的角膜氧气需求:此氧气需求是在镜片摘除后即刻测量的。对氧气的需求与镜片下面存在的氧气张力有直接关系,配戴接触镜可能产生镜片下氧气不足。

等效氧百分比(EOP)可以是静态的(不瞬目)或动态的(正常瞬目时)。动态 EOP 在硬镜片和软镜片中比静态要高 2~3 倍。EOP 可在兔子或人类眼睛上测量。它和镜片厚度以及实验室所在的纬度有关。睁眼情况下的 EOP 值为 21%(即为氧气在大气中的全部含量)。闭眼情况下的 EOP 值为 8%。

接触镜材料的低氧传导性将会引起一系列角膜变化,下列情况表明配戴接触镜后角膜发生缺氧:

● 上皮微囊:大多认为是慢性缺氧导致的生长细胞紊乱或坏死组织和细胞碎片积聚在上皮细胞间形成的圆形微囊,可能还包括代谢产物。在长戴镜片时,特别是镜片的氧传导性(Dk/t)较低时,上皮微囊的数目增加。当镜片的 Dk/t 增加后,在长戴和日戴镜片时,微囊均会减少。

● 内皮细胞多形性:长期慢性缺氧能够引起内皮细胞面积大小不一和六边形细胞比例降低。

● 角膜 pH 降低:二氧化碳潴留使得角膜酸化。

● 水肿:缺氧影响内皮泵的功能,使得角膜中液体潴留并且水肿。

● 内皮空泡:缺氧引起角膜 pH 变化,从而引起角膜内皮马赛克样短暂变化。

正常角膜新陈代谢需要氧气。角膜的氧需求量还未明确。目前有许多说法,下列是从 Holden 和 Mertz 的接触镜镜片研究得出的数据,被大家广泛地接受并作为临床指导,即镜片最小氧传导性(Dk/t)需求:日戴(DW)是 24,长戴(EW)是 87。

这些需求值是基于众多患者配戴软性角膜接触镜时所需求的平均值。最小氧传导性需求值依据个人情况的不同而不同。

## 三、接触镜材料的重要属性——湿润性

为了获得良好的视力,接触镜的前表面必须附着一个稳定又均匀的泪膜。一个没有良好湿润性的镜片将导致镜片前泪膜迅速破裂,降低视觉质量。稳定的镜片前泪膜也可以提供润滑效果,使眼睑在镜片前表面上舒适地运动。接触镜材料的表面特性也决定了生物相容性。一种可湿润的接触镜材料更容易在镜片后表面与角膜上皮之间形成连续稳定的泪膜,没有这种湿润性能的材料不能认为是具有生物相容性的材料。湿润性差的接触镜表面容易吸引泪膜物质形成沉积物。在瞬目睁眼期间由于泪膜的蒸发镜片表面形成干涸,干燥斑形成的区域容易形成沉积物,特别是蛋白质,反过来又进一步降低了镜片表面的湿润性。任何隐形眼镜材料的临床性能都取决于是否能在镜片前后表面形成稳定的前、后泪膜,这与材料自身的湿润性息息相关。

　　湿润性可以被理解为在固体表面上形成连续液体膜的能力。更具体地说，它被定义为液体与固体间的黏附。黏聚力又叫内聚力，是指同一物质分子之间的相互作用力。正是这些力把一滴滴液体凝聚在一起。相反，黏附力又叫附着力，是指两种不同物质的分子之间相互作用的力。润湿可以被认为是润湿液体的分子和它将要扩散的表面分子之间的黏附。有些液体在与固体表面接触时，主要被其他液体分子所吸引，而不是固体分子。要实现固体表面的润湿，就必须克服这种黏聚力。

　　湿润性的实验室测试：

　　● 液滴附着实验（空气中）：将一滴纯水放在测试材料表面，测量水滴表面的切线与水平的测试表面之间的角度。零角度＝湿润性完全。小角度＝湿润性一般。大角度（特别＞90°）＝湿润性差（图3-1）。加入较多的水后水泡增大，可能测出导前角（α）。当抽出一些水后，水滴减小并且可测出撤退角（α）。撤退角通常是较小的（显示较好的润湿性），水滴附着实验中水滴与测试材料表面形成的角度反应材料的湿润性，常用湿润角来反映材料的湿润性，湿润角即为水滴与材料表面形成的夹角（图3-1）。

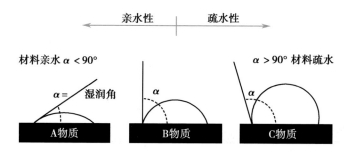

**图3-1　非湿润性表面和部分湿润性表面的湿润角**

　　● Wilhelmy板法：将测试材料的平板放入水中进行测量。该方法可以测量材料的导前角，和固定水滴法相似。同样，拉回测试板可以测量撤退角，撤退角的角度是较小的。

　　● 气泡俘获法：在一个凸面向下的镜片表面有一个空气泡。侧面观察气泡而测出与材料接触的角度。通过增加或减少气泡的大小来测量导前角和撤退角。注意该方法测量的撤退角是较大（即和其他方法相反），前面方法的材料表面预先没有湿润。

　　眼表实验方法检查湿润性：

　　● 泪液覆盖范围：评估泪液完全覆盖镜片表面的能力。

　　● 泪膜破裂时间（BUT）：评价镜片保持完整泪膜的能力。假设形成并且保持完整的泪膜，泪液水分的蒸发使得泪液脂质层弥漫进入水分层。然后，脂质侵入黏液层使镜片表面出现干燥斑,于是使泪膜出现局部破裂点。测量从瞬目到泪膜破裂的时间,时间过短表明材料湿润性差。

各种商用硬性透气性材料的湿润角如表 3-1 所示(根据制造商的信息来源,用气泡俘获法测量)。

表 3-1　不同材料接触镜的湿润角

| 材料 | 湿润角 | 材料 | 湿润角 |
|---|---|---|---|
| PMMA | 15°~35° | CAB | 20° |
| Boston XO | 49° | Polycon Ⅱ | 15° |
| Boston EO | 49° | Fluorocon 30 | 13° |
| Boston ES | 52° | Fluorocon 60 | 15° |
| Boston Ⅱ | 20° | Fluorocon 90 | 16° |
| Boston Ⅳ | 17° | Fluorocon151 | 42° |
| Boston 7 | 54° | Aquila | 39° |
| Boston RXD | 39° | Persecon 92E | 16° |
| Equalens | 30° | Fluoroperm60 | 15° |
| Fluoroperm15 | 41° | ParagonHDS | 15° |

第一种广泛应用的硬性透气性料是聚甲基丙烯酸甲酯(PMMA),由于 PMMA 化学结构的特点,极性亲水性基团数量是其非极性疏水基团两倍,该材料表面具有中等湿润性。在接触镜戴入前使用湿润剂,可增加 PMMA 的初始湿润性,一些制造商还利用离子辐照等表面处理技术,试图提高其表面张力,使其更易润湿。

醋酸丁酸纤维素(CAB)虽然不常应用,但由于有大量的极性羟基,能吸收如泪膜等水性湿润液,因此具有相当好的表面湿润性。

现代硬性透气性材料将甲基丙烯酸二氧酯和氟硅氧甲基丙烯酸酯纳入共聚物结构。虽然提高硅丙树脂材料的硅含量,使其具有较高氧渗透性的优点,但由于硅氧烷的引入使材料疏水性能增加,降低了材料表面的湿润性。与甲基丙烯酸等亲水单体共聚是提高表面湿润性的必要条件。此外,该材料还使用了各种制造技术和化学技术,例如等离子体处理,以改善表面湿润性。在丙烯酸氟硅材料中加入氟原子后提高了材料的表面湿润性和泪膜稳定性,并使其具有较高的氧渗透性。

## 四、接触镜材料的重要属性——硬度

接触镜材料抵抗外力使其变形(弯曲)的能力,即抗变形能力称为硬度。

角膜和隐形眼镜研究所(CCLRU)的材料硬度测量方法是:在一个按标准参数设计的具有一定直径的镜片上面放置一个测量装置,测量出"力量"和镜片直径变化之间的关系曲线。该实验由 Vitrodyne 仪器来测量。玻璃罩内的环境是可控制的,可通过气体精确地控制压力。直径依靠线性移位传感器精确测定,该仪器不仅能用于测量软镜,也能用于测量透气性硬镜。

在活体眼中,也可利用产生的残余散光测量:较硬的镜片材料较少依附角膜。在有角膜散光的眼睛上,较硬的镜片产生的变形量较小,因此产生较少的残余散光。

中国国家食品药品监督管理总局关于角膜塑形镜的行业标准对镜片断裂强度和变形强度要求为:用垂直于镜片径向的平行平面夹持镜片,并对镜片边缘沿径向施力。当镜片的变形量(镜片变形时,两平行平面的间距相对于形变前的间距比)达到 30% 时,边缘特定点所受的力应大于 70g。当镜片的变形量达到 70% 时,镜片不破裂,此时所承受的变形力应不小于 200g。

透氧性对角膜塑形镜的安全性至关重要,而材料的硬度、弹性模量对塑形的有效性至关重要。材料硬度与材料弹性模量有一定关系,弹性模量表示材料抗形变的能力,弹性模量好的材料,其制作的镜片塑形效果较好;相反,弹性模量较差的材料,其制作的镜片可能产生不了塑形效果,甚至被角膜的硬性所"塑形"。

除了前面所述的材料特性以外,角膜塑形镜对材料其他参数值无硬性规定。在满足这些特定参数要求的前提下,其他材料特性越优化越好。

# 第二节 硬性非透气性材料及透气性材料

## 一、硬性非透气性材料

在 19 世纪 30 年代聚甲基丙烯酸甲酯(PMMA)材料获得专利,并用于接触镜制造。该材料特点:

- 容易制造和抛光。
- 清洁时有较好的湿润性。
- 容易护理。
- 具有较高的硬性。
- 当完全水化后镜片的含水量为 0.2%~0.5%。

- 氧传导性几乎为 0,容易配戴后引起角膜缺氧,且长期配戴缺氧会引起角膜内皮多形性和"角膜衰竭综合征"。
- 目前很少使用。

从事接触镜验配的医生在早期(20 世纪 50 年代后期 /20 世纪 60 年代早期)便观察到硬性隐形眼镜(原 PMMA 材料)可以修改角膜形状或改变眼睛的屈光状态,角膜塑形术是其顺理成章的发展。在其原始的设计中,角膜塑形术设法用一系列的硬性接触镜逐步使角膜变平坦,达到降低近视和改善裸眼视力的效果。

当时的设计都是平坦配适,通常是上下偏中心的,这导致了角膜变形和散光增加等问题。同时这种几乎不透氧的镜片常常导致角膜水肿,从而加剧角膜变形。人们都知道 PMMA 隐形眼镜的生理缺陷,低氧传导性的 PMMA 材料不能保证镜片安全的过夜配戴,因而无法长时间维持角膜形状。

## 二、早期的硬性透气性材料

当了解了 PMMA 的缺点后,人们试图寻找更好的材料。早期的尝试包括:

- 醋酸丁酸盐纤维素(CAB):是一种工程塑料,由 Eastman 在 19 世纪 30 年代中期发现,Teissler 在 1937 年应用于巩膜接触镜,直到 1972—1973 年应用于透气性硬镜的制作。该材料略有弹性和疏水性,能够模压或者切削、容易适应,因为羟基基团的作用使材料有 2% 的含水量和适度的镜片湿润性,材料稳定性比 PMMA 低,透氧率(oxygen permeability, Dk)范围是 4~8,即为聚甲基丙烯酸羟乙酯(HEMA 或 PHEMA)的一半。其与氯化苄烷铵防腐剂不兼容,较容易磨损,低透氧率并且切削困难,然而它却有相对良好的湿润性。
- t− 丁基苯乙烯:透氧率 25,在当时该材料具有一定的竞争力。1.533 的折射率是所有透气性硬镜材料之中最高的。其密度 0.95 是所有透气性硬镜材料之中最低的。高折射率和低密度的组合使得该镜片可制造成最薄和最轻的镜片。该材料是制造高度数镜片较为理想的选择,但在市场上却不是特别成功。它是一个较新的材料,虽然有高折射率和低重量特性(两者均是较好的镜片属性),然而镜片表面容易划伤,有报道指出有些护理液会降低此类镜片的湿润性。

## 三、硅氧烷丙烯酸

电脑控制的隐形眼镜制造技术的出现促进了更新、更好的角膜塑型术 RGP 镜片的产生。这种材料制成的镜片配戴更稳定、屈光的变化更容易控制,在塑形镜验配中,通常只需要制作两副镜片就能达到稳定的塑形镜效果。

在 19 世纪 70 年代后期,原始的硅氧烷丙烯酸(SAs)材料 Polycon™(1974

获专利)开启了透气性硬镜的时代。由于以 PMMA 为主要成分使得该材料具有 PMMA 的物理属性,即拥有一定的硬度。而 Si–O–Si 结合又使该材料附有弹性和伸展性。这使得制成的镜片有较好的透氧性能,但镜片硬度降低。透氧率的范围低和高之间差异很大。通常使用甲基丙烯酸作为润湿成分用来增加镜片的湿润性,因为材料含有有机酸,镜片表面呈负电荷。随后许多制造商成功使用该材料,它的改良品种目前仍然在使用。

该材料优点:

- 硅氧烷丙烯酸较以往开发的镜片材料有更高的氧传导性。在当时,该镜片有利于减少镜片缺氧造成的角膜生理反应。
- 硅氧烷丙烯酸较柔软的特征使得该镜片容易依附于角膜表面。这减少镜片在配戴时的偏位现象。
- 因为镜片较好的生物相容性和低硬度特性使得较大直径的镜片配戴成为可能。允许镜片增加镜片光学区来克服小镜片光学区引起的问题,避免在暗光线下小的镜片光学区引起的眩光。

缺点:

- 表面电荷和表面化学特性使得该类镜片容易吸附沉淀物。
- 硅氧烷丙烯酸材料表面相对"软",因此它们容易被刮伤。
- 硅氧烷丙烯酸材料相对易碎和容易破裂。
- 一些硅氧烷丙烯酸材料在和某些镜片护理产品使用时会出现"镜片破裂"情况。可能是内部压力释放使得表面和基质发生破坏的结果。
- 较低的硬度使得镜片按角膜表面形态依附,因此降低了该类球性镜片矫正散光的程度。硅氧烷丙烯酸材料低硬度还可能引起镜片弯曲的问题。

## 四、氟硅氧烷丙烯酸

氟硅氧烷丙烯酸(FSAs)材料进一步提高了镜片透氧率,且提高了镜片抗沉淀的能力。

氟硅氧烷丙烯酸材料是将部分氟元素(F)加入到硅氧烷丙烯酸的基本化学成分中,以便增强氧气的通透性。材料表面电荷较低,有些材料湿润性较好,有些材料有较好的抗沉淀作用。通常条件下,氟硅氧烷丙烯酸比硅氧烷丙烯酸柔软,所以表面相对容易刮伤。

## 五、硬性透气性材料分类

按透氧率的大小分组(表 3-2)。PMMA 的透氧率实际上是零,下一组是低透氧率(<40)镜片,其中仅有部分材料仍在生产。剩余组是透氧率为 40~60 和 >60 镜片,这是目前透气硬镜制造工艺的主要材料。

表 3-2　不同透氧率的硬性透气性材料

| 透氧率 | 硬性透气性材料 |
| --- | --- |
| 0 | PMMA |
| 低（<40） | Airlens Ⅱ、Alberta、Alberta N、Boston Ⅳ、Fluorex 100、200、400、FluoroPerm 30、OptacrylK、Ext、Paraperm O2、O2+、EWPolycon Ⅱ |
| 低至中（40~60） | Boston 7、Equalens、Fluorex 600、800、FluoroPerm 60、Polycon HDK |
| 中至高（>60） | Equalens Ⅱ、FluoroPerm 92、Menicon SF-P、Optacryl Z、Boston XO、Paflufocon D、Boston EM |

　　角膜塑形术所必需的设计导致镜片比较厚，从而降低了氧传导性（Dk/t），因此用于塑形镜的镜片材料应该是高透氧性（Dk）的，这是至关重要的一点。目前塑形镜的镜片材料主要分为美国 Boston 和 Paragon 两种。Boston 材料是目前全球用量最大、使用最普遍、使用人数最多的材料，透氧性与湿润度都较高，舒适度也较好。Paragon 材质属于较新型的材料，各方面表现都比较平衡，其材料的纯度最高（表 3-3）。

表 3-3　各品牌角膜塑形镜材料及材料性质对比

| 品牌 | 梦戴维 | 欧几里德 | 露晰得 | 阿尔法 | 菁视 | 易安易 | 亨泰 | Dreamlite |
| --- | --- | --- | --- | --- | --- | --- | --- | --- |
| 材料 | Boston XO2 | Boston Equalens Ⅱ | Boston XO | Boston EM | Paragon HDS-100 | Boston XO | Boston Equalens Ⅱ | Boston XO |
| 透氧系数 | 100 | 90 | 100 | 104 | 100 | 100 | 90 | 100 |
| 折射率 | 1.415 | 1.435 | 1.415 | 1.422 | 1.441 2 | 1.415 | 1.423 | 1.415 |
| 湿润角 | 49° | 36° | 49° | 35° | 42° | 49° | 30° | 49° |
| 光透射比 | >88% | >80% | >87% | >81.0% | >77% | ≥89% | >77% | >76.9% |

　　在美国，角膜塑形镜是需要确保安全才能从美国食品药物监管局（FDA）获得批准生产。研究表明配戴角膜塑形镜比连续日戴和过夜配戴的软性隐形眼镜（长戴型）更加安全。其安全之处在于，相比于长戴型软性隐形眼镜，配戴角膜塑形镜的患者患严重的并发症如感染细菌性角膜炎的风险更小。即使2005 年在亚洲，有报道配戴角膜塑形镜后出现严重并发症的案例，研究分析表明是因为不适当的验配和镜片加工、不仔细的镜片护理或是配镜后没有定期检查所造成的。在美国及世界各地长期的研究表明，只要规范验配、正确地护理镜片、定期进行检查，极少出现严重的并发症，对配戴者而言角膜塑形镜是非常安全的。

# 第四章

# 角膜塑形镜的历史背景及镜片设计

## 第一节 角膜塑形镜的历史

中国明朝医书中曾记载,古人发现睡觉时将小沙袋放置于眼皮之上可短时间提高裸眼视力,这其实就是角膜塑型镜原理的最早体现,沙袋的压力可改变角膜曲率,使角膜变平从而矫正部分近视度数。20世纪60年代,眼科医生使用比角膜弧度更平的硬性角膜接触镜可暂时性矫正近视,提高摘镜后的裸眼视力,但是当时镜片材料为聚甲基丙烯酸甲酯(PMMA),其透气性差,长时间配戴不利于角膜健康而未能广泛使用。

20世纪70年代出现了角膜塑形镜三弧面设计,该设计镜片基弧较中央角膜平坦1.50~4.00D,而第二弧较陡峭,三弧镜片较最早的角膜塑形镜居中性有了很大改善,也明显缩短了塑形治疗时间。但矫正近视的过程中需要多个镜片才能达到最佳效果,且最大的矫正近视幅度为3.00D。

在随后的几十年里,角膜塑形镜的设计及镜片材料不断改进创新。20世纪90年代早期,四弧"逆几何"设计(VST设计)的角膜塑形镜问世,该设计使镜片周边弧度比角膜形态更陡,能将镜片更稳定地定位于角膜中央,且改变角膜形态的效果更明显,显著地降低了近视度数。"逆几何"镜片采用四区多弧逆几何设计,四区分别为:基弧区,又称中央光学区或治疗区;反转弧区;定位弧区,又称配适弧区、平行弧区;及周边弧区。基弧区曲率较角膜中央曲率平坦;反转弧区较基弧陡,两弧曲率之间差异为3.00D至15.00D,此差异与降幅相关,也与中央区和定位弧区的角膜曲率有关。定位弧的设计原则是使镜片在该区域与角膜呈平行状态,此区也可分成多弧段,以改善镜片定位弧区与周边角膜的吻合性。周边弧较定位弧平坦,在镜片外沿形成一边翘,便于泪液交换。

20世纪90年代末角膜塑形镜进入中国市场后,随着镜片设计的改良、材料的更新、数字化制造工艺的提升,国家相关管理制度的完善、医疗验配技术的不断成熟和普及、配戴者教育和依从性的提升、角膜塑形镜的验配更精准、配戴更安全。越来越多的低中度近视人群选择配戴角膜塑形镜的矫正方式,也成为中国青少年近视防控的首选方案之一。

## 第二节　角膜塑形镜的镜片设计

目前镜片的设计主要有以下几种:一是 VST(vision shaping treatment)设计,该设计是美国 Boston 公司的设计专利,大部分塑形镜品牌采用的是 VST 设计;另一种是 CRT(corneal refractive technology)设计,是 Paragon 公司的设计专利。VST 及 CRT 镜片设计均可以制造环曲面镜片,即 VST、CRT 的环曲面镜片设计。

### 一、VST 设计

VST 设计的镜片共有四个弧段,分别为基弧区,又称中央光学区或治疗区;反转弧区;定位弧区,又称配适弧区;和周边弧区(图 4–1)。

1. 基弧区(base curve,BC)　随近视度数的改变,其曲率发生变化,通过泪液对角膜的中央区有向下的压力。近视度数越高,基弧区越平坦。

2. 反转弧区(reverse curve,RC)　该弧区通过泪液流体力学效应对角膜组织产生外拉的作用。该区域越陡峭,角膜塑形的速度越快。

3. 定位弧区(alignment curve,AC)　该弧区作用使镜片定位居中,保证塑形矫正效果。

4. 周边弧区(peripheral curve,PC)　该弧区有利于泪液交换,提高戴镜安全性。

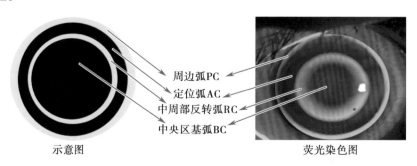

周边弧PC
定位弧AC
中周部反转弧RC
中央区基弧BC

示意图　　　　　　　　　　　荧光染色图

图 4–1　VST 设计的镜片各弧区的分布及位置图

## 二、CRT 设计

CRT 设计主要有三个参数:分别是基弧(base curve,BC)、反转区深度(return zone depth,RZD)和着陆角(landing zone angle,LZA)(图 4-2)。

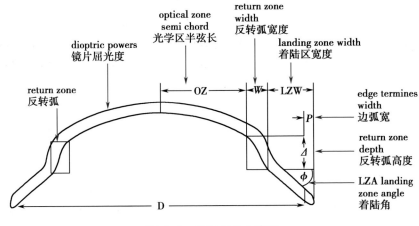

图 4-2 CRT 设计示意图

RZD 的截面为一"S"形曲线,衔接 BC 和 LZA 两个区域,作用等同于 VST 设计的 RC;着陆角的作用类似 VST 设计中的 AC 弧,但着陆角实际上是切线而不是弧区。LZA 为着陆区截面与水平方向的夹角,每改变 1°LZA 可使矢高发生 15μm 的改变。

## 三、角膜塑形镜的环曲面(散光)镜片设计

当传统的球面角膜塑形镜遇到角膜散光度大于 1.50D 时,配戴中易出现居中性差及镜片偏位或塑形效果不佳,因此球面设计的角膜塑形镜对于角膜散光大于 1.50D 的患者并非完全适用。为了使角膜塑形镜保持居中,需要将定位弧度由球面改变为环曲面,使镜片与带有较大散光的角膜更贴合,对此 Jaume Paune 教授研发了环曲面设计角膜塑形镜。该研究结果表明:若定位弧所在位置平坦与陡峭子午线上曲率差异大于 1.5D 或对应的高度差大于 40μm 时则需要使用环曲面设计的角膜塑形镜,能更好地改善镜片定位。

# 第三节 角膜塑形镜作用于眼睛的压力

硬性角膜接触镜作用于眼睛的力量可大致分为四种:

- 眼睑压力

- 表面张力
- 重力
- 泪液挤压力

与日间睁眼配戴角膜塑形镜相比,在过夜配戴角膜塑形镜中,镜片是在闭眼的情况下发挥作用,各个力的大小有其自身的特点:闭眼时眼睑压力提供了部分对镜片的正向向下的压力;表面张力仅在睁眼时才会存在,其产生于气体与液体的交界面的最小力量;重力的作用与眼睑压力及泪液挤压力相比十分微小;泪液挤压力(泪液静液压)存在于镜片与角膜间的泪液层当中,是维持镜片作用的主要力量。

## 一、泪液挤压力（泪液静液压）

泪液挤压力主要是由逆几何设计镜片下方与角膜之间的泪液所产生的。

Mountford 等 2004 年发表的论文阐述了作用于角膜塑形镜上的所有力量中,最大的作用力即为泪液挤压力。泪液挤压力的大小依赖于陡峭因子 e 值,可理解为最小泪液层厚度 h。当配戴角膜塑形镜时若没有顶点间隙（h =0）,即镜片中央光学区与角膜中央顶点间泪液间隙为零,不存在泪液挤压力,此时的泪液挤压力无法定义。所有的逆几何设计镜片配适需要与角膜顶点保持一定程度的顶点间隙（最小 5μm,一般 10~15μm）,所有的泪液挤压力均为负向压力,即为吸引周边角膜向上以形成球面的力量（图 4-3）。

## 二、逆几何设计镜片作用于角膜的力量

镜片下的作用力由压力和张力两部分组成。眼睑压力作用于镜片整体,而泪液挤压力主要作用于基弧与反转弧的连接处（图 4-3）。不同位置的切向压力穿过镜片到达角膜表面,共同使角膜塑形镜产生作用,因此,过夜配戴的角膜塑形镜的作用动力来自于眼睑压力 + 泪液挤压力。

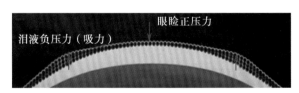

图 4-3　逆几何设计镜片作用于角膜的作用力

# 第五章

# 角膜塑形镜的验配

镜片配适是角膜塑形镜验配的关键环节,视光师要通过多项临床检查,并根据镜片设计特点,确定与角膜形态和预矫正屈光度相匹配的镜片参数。本章主要围绕 VST 设计角膜塑形镜来写。目前主要有三种方法确定镜片参数:

1. 设计软件辅助下的验配　该方法没有试戴过程,镜片生产商根据医疗机构提供的患者角膜曲率值、e 值和屈光度数,计算出镜片的参数。该方法略去了临床试戴和评估的环节,方便快捷,但对于角膜形态不规则、不对称或者 e 值异常的患者,这样计算出来的镜片很可能会出现配适不良。目前该方法在临床中较少使用。

2. 角膜地形图辅助验配　该方法基于角膜地形图软件进行验配,通过采集患者的角膜地形图的数据,计算镜片的参数,不需要试戴过程。整个验配过程简单快捷,对验配人员的技术要求不高,该方法省略了试戴环节,过分依赖角膜地形图的数据,有可能会由于仪器不同、采集数据不准确导致镜片验配失败。此外,角膜塑形镜的配适是否良好,除了角膜形态因素之外,还会受到泪膜质量、泪液交换、眼睑压力等多方面因素的影响,一般角膜地形图辅助验配的成功率在 90%~95% 左右。

3. 标准片试戴验配　角膜塑形镜通常会有一套标准片试戴镜组,患者在进行角膜塑形镜临床验配时,需要根据眼部检查参数,选择出合适的试戴片进行试戴,时间大约为 1~2 小时,验配人员根据镜片的定位、移动度、角膜地形图的变化等情况,给出最终适合于患者的镜片参数。

该方法使用广泛,能够更加直观地看到镜片在患者角膜上的状态,验配成功率较高,是目前专业医疗机构常用的验配方法,也是国家食品药品监督管理总局推荐的验配方式。本章节重点介绍如何使用试戴验配法进行角膜塑形镜的规范验配。

# 第一节　验配前检查

角膜塑形镜的验配前检查是为了解配戴者的眼部和全身情况,以确定配戴者是否适合配戴角膜塑形镜,同时检查结果为选择合适的镜片参数提供依据,并可预测戴镜后的效果。通常角膜塑形镜验配前检查分为必查项目和选择性检查项目。

必查项目包括如下项目:

## 一、问诊咨询

问诊是角膜塑形镜配戴前必不可少的一项工作,通过问诊可以了解患者配镜的主要目的、随访的依从性情况以及期望值是否合理。

主要的问诊内容包括以下几点:

(1)个人资料,包括姓名、性别、年龄等。

(2)近视进展的情况以及目前采取的干预措施。

(3)家族病史、全身病史以及用药情况(是否有过敏史、甲状腺功能亢进、鼻炎、糖尿病等)。

(4)配镜目的,包括控制近视发展、白天摘镜或者职业需要等。

## 二、视力检查

裸眼视力以及戴镜视力,应使用国际标准视力表或对数视力表。

## 三、裂隙灯检查

裂隙灯验配前检查是为了确定眼部的适应证和禁忌证,检查的流程如下:

1. 眼睑、睑缘和睫毛(观察是否存在倒睫、睑缘炎、眼睑闭合不全、睑裂过小等情况)。

2. 泪器和泪膜(观察是否患有干眼、急慢性泪囊炎)。

3. 球结膜和睑结膜(过敏性结膜炎、急性或慢性结膜炎等)。

4. 角膜(是否有陈旧性瘢痕、血管翳、角膜干燥斑等)。

5. 前房深度与房水闪辉(提示活动性炎症)、虹膜(瞳孔是否等圆,是否先天发育异常)、晶状体(观察其透明性,有无先天性白内障)。

常用的裂隙灯检查法及举例:

(1)弥散照明法:观察眼表的整体情况(图5-1)。

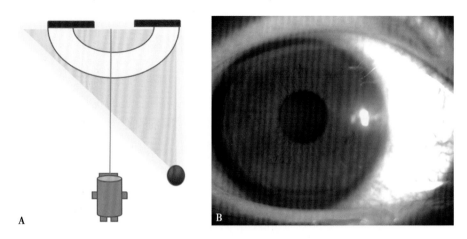

图 5-1　弥散照明法
A.裂隙灯光源的位置　B.裂隙灯光源投射于眼表

(2)直接照明法:观察角膜上皮的缺损(图 5-2)。

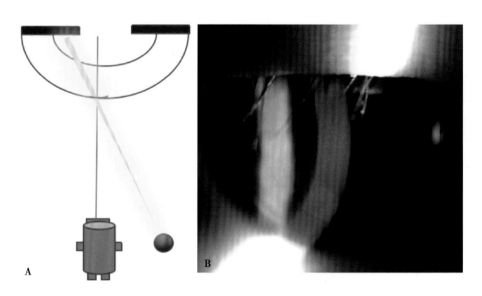

图 5-2　直接照明法
A.裂隙灯光源的角度及宽度　B.光源投射于角膜表面成像

（3）后照法：观察配适不良形成的"酒窝"征（图5-3）。

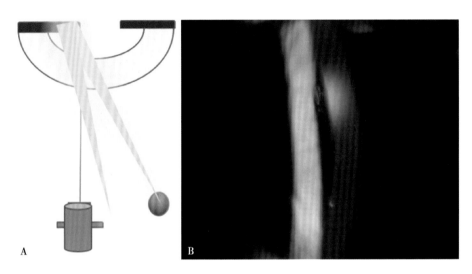

图5-3　后照法
A.裂隙灯光源的位置及角度　B.裂隙灯光源投射于眼表成像

（4）角膜缘分光法及镜面反射法：观察角膜内皮（图5-4）。

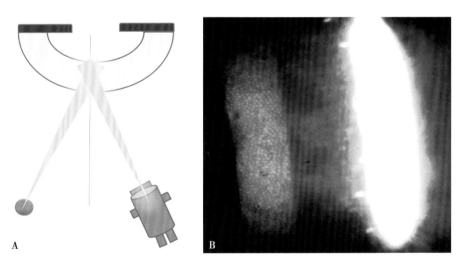

图5-4　镜面反射法
A.裂隙灯光源的角度及宽度　B.此法观察角膜内皮细胞时所见

(5)巩膜散射法:观察镜片配适(图5-5)。

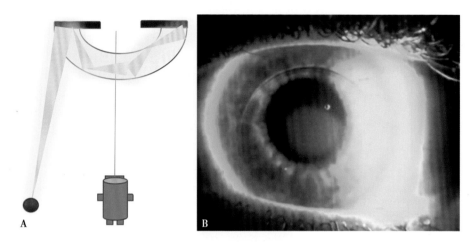

图 5-5　巩膜散射法
A.裂隙灯光源的角度及宽度　B.此法观察 RGP 配适时所见

## 四、眼底检查

使用直接检眼镜、间接检眼镜或者眼底照相观察视神经乳头颜色、C/D、黄斑区、视网膜血管等,排除影响视功能的眼底病变如视网膜出血、黄斑水肿变性等。

## 五、眼压检查

眼压检查主要使用非接触性压平式眼压计或者接触式眼压计,眼压正常值为 10~21mmHg。测量眼压以排除青光眼的可能。眼压与角膜厚度密切相关,可使用眼反应分析仪测量角膜生物力学特征来排除受角膜厚度影响的眼压值异常情况。

## 六、检测眼前节相关参数

1. 使用眼前节光学生物测量仪获得角膜直径、角膜曲率、中央角膜厚度、瞳孔直径、前房深度、晶状体厚度、眼轴长度等数据。有助于确定角膜塑形镜处方以及预测和观察其配戴效果。

2. 使用角膜内皮细胞仪的显微照相技术观察角膜内皮细胞的密度、形态、大小、规则性等,与相同年龄段角膜内皮细胞密度正常值(表5-1)进行比较。比较配戴角膜塑形镜前后角膜内皮细胞变化从而判断角膜塑形镜的透氧性以及安全性。

表 5-1　角膜内皮细胞各项参数在不同年龄的正常参考值和异常值

| | 年龄/岁 | 正常值 | 异常值 |
|---|---|---|---|
| 细胞密度 | 20 | >3 000mm$^2$ | <2 000mm$^2$（500~700mm$^2$ 以下可能发生大泡性角膜病变） |
| | 60 | 2 400~2 700mm$^2$ | |
| 细胞面积的变异系数 | 20 | 0.25 左右 | >0.35 |
| | 60 | ≤ 0.35 | |
| 细胞六边形率 | 20 | 70% 左右 | <55% |
| | 60 | 60% 左右 | |

## 七、角膜地形图检查

角膜地形图在塑形镜的验配前检查和戴镜后复查中有着重要的作用（详见第二章）。

角膜地形图在塑形镜验配中的作用：

1. 评估角膜形态
2. 选择试镜片参数
3. 评估配戴效果
4. 更换镜片参数
5. 定制特殊镜片
6. 分析视觉异常的原因

## 八、屈光不正检查

1. 屈光不正的检查一般使用客观电脑验光仪与主观综合验光仪相结合的方法。

2. 对于初次验光或增长速度过快的患者为了排除假性近视应进行散瞳睫状肌麻痹验光。

选择性检查项目

1. 双眼视功能检查

（1）视功能检查在怀疑存在视功能异常时是必要的。

（2）了解配戴者术前的双眼视功能情况。

（3）预测配戴后的视觉效果。

（4）为达到最佳的视觉质量和为近视防控提供合理的建议。

2. 眼表分析检查（泪膜稳定性、睑板腺，脂质层厚度等）。

3. 对比敏感度检查（分析戴镜后不同光线照度下的视觉异常）。

4. 视觉质量检查。

# 第二节　配戴者选择

## 一、配戴者筛选

1. 对角膜塑形镜的潜在风险不了解或不重视,不能按规定护理镜片或按时复诊者不宜配戴角膜塑形镜。

2. 有全身性疾病,如甲状腺功能亢进、糖尿病、类风湿性关节炎等免疫性疾病患者、严重过敏或精神异常或焦虑患者不适合配戴角膜塑形镜。

3. 眼部活动性炎症、严重干眼或角膜病变以及其他器质性眼病如青光眼、眼底病等以及独眼患者均不适合配戴角膜塑形镜。

4. 个人卫生不良者或儿童监护人无时间监护镜片护理情况者不适合配戴角膜塑形镜。

5. 因职业特殊,无法保持手部或脸部清洁者不适合配戴角膜塑形镜。

6. 角膜形态过于陡峭或者明显不规则者,眼压过高(>21mmHg)或过低(<10mmHg)者均应谨慎验配(2017 年角膜塑形镜验配防控指南)。

## 二、角膜塑形镜的适应证及禁忌证

角膜塑形镜的适应证主要包括主观适应证和客观适应证。

1. 主观适应证

(1)治疗方面:矫治屈光不正,控制近视发展。

(2)职业方面:有摘镜需求的特殊职业如演员、运动员、公务员等。

(3)心理方面:能够理解角膜塑形镜的作用机制和实际效果,并有良好的依从性,能遵医嘱按时复查并按时更换镜片的患者;不想戴镜又不愿做手术,有合理期望值的患者。

2. 客观适应证

(1)屈光不正近视范围在 -0.75~-6.00D,低于 -4.00D 为理想矫治范围。-6.00D 以上近视患者的验配,由于度数的限制,白天视力可能出现波动或欠佳,需提前告知,因部分矫正可能需联合日间戴镜。

(2)顺规散光 <-1.75D、逆规散光 <-1.00D。散光 1.50D 以上的患者验配,需由有经验的医师酌情考虑处方。

(3)角膜曲率在 40.00~46.00D 较为理想。角膜曲率过平或过陡需由有经验的医师酌情考虑处方。

(4)角膜形态从中央到周边逐渐平坦、且 e 值较大者较为合适。

（5）瞳孔大小正常。

# 第三节　验　　配

## 一、试戴验配

1. 经验试戴验配法　角膜塑形镜的经验试戴验配法第一步是进行试戴。试戴是硬性角膜接触镜验配过程中不可缺少的一步。试戴主要目的一是判断患者是否真的适合配戴塑形镜，二是确定镜片参数。

通过试戴我们可以评估患者对角膜塑形镜的接受程度，观察患者眼表是否有不良反应。实际验配中经常出现一些患者通过试戴后发现并不适合角膜塑形镜的配戴，例如眼睑过紧造成的镜片偏移无法居中定位；角膜表面不规则，张力不均匀，尽管镜片松紧度良好，但仍发生偏位。

试戴的第二个目的是找出最适合患者配戴的镜片。通过初始的检查数据并不能完全考虑到所有因素。通过试戴评估配适可以大大增加验配的成功率。有文献表明不经过试戴的首次配镜成功率约 80% 左右，而试戴法首次配镜成功率可高达 97%。通过试戴可以大大减少后期镜片调整以及医患因调换镜片引发的纠纷等问题。

2. 以 VST 设计的角膜塑形镜试戴片的规格　目前临床中的角膜塑形镜试戴片虽然各有不同，但是大致的参数是相似的。

常规的角膜塑形镜试戴片的规格为：

- 镜片的总直径（OAD）为 10.1~11.4mm
- 矫正近视度数范围（降幅）为 0.75~6.00D
- 平行弧或定位弧（AC）曲率范围为 39.00~46.00D，每 0.25D 或 0.50D 为一个梯度。

角膜塑形镜试戴片需要确定的参数主要包括：基弧（BC）、定位弧（AC）、降度设计以及镜片的总直径。有品牌会提供更加详细的参数选择，例如反转弧（RC）、矢高以及各弧段宽度等。不同的品牌有不同的选片原则，医师需要熟悉不同的验配手册，掌握验配技巧。

3. 试戴片的选择（VST 设计）

步骤：

（1）试戴镜片直径（OAD）的选择：试戴片的直径由角膜直径决定，常用水平可见虹膜直径（horizontal visible iris diameter，HVID）来表示角膜的大小。临床中有很多途径可以得到 HVID 的大小。

1）直接测量法：用瞳距尺直接测量，存在眼睛读数的视觉偏差，测量结果存在主观误差。

2)角膜地形图法:角膜地形图软件中可手动测量角膜直径。

3)光学生物测量仪检查报告中可参考角膜 WTW（white to white）参数。

选取角膜塑形镜的直径一般遵循公式 OAD=HVID×0.9/0.95,即角膜直径的 90% 或 95%。

（2）定位弧或平行弧的选择:定位弧是与角膜接触并且平行的弧度,对于镜片的定位、配戴效果以及安全性有重要作用。平行弧的选择主要依据角膜平坦 K 值、陡峭 K 值、平均 K 值,平均角膜 e 值等。

选择方法:①若 0.45< 平均 e<0.55,则 AC= 平 K–0.25D;②若 e ≥ 0.6,则 AC= 平 K–0.25(e–0.5)/0.05(注:此公式要求地形图质量较为准确,且在一定范围内适用,结合地形图相应位置的曲率做参考)。

（3）试戴片降度的选择:通常选择与患者相近的度数,更接近真实的镜片配适。若试戴片度数较高,患者近视度数较低,配戴试戴镜片后应尽量闭眼,避免由于调节引起的片上验光过大。

（4）片上验光确定最后的定镜参数,通常全部矫正即可,角膜厚度较高（>600μm）的患者可轻度过矫 0.50~1.00D。

角膜塑形镜的基弧一般可以通过公式进行计算:基弧（BC）=337.5/［角膜平坦 K 值 – 降度 –0.50(或 0.75)］。

（5）摘镜后地形图测量,通过地形图差异图观察戴此镜片后压痕的位置,若差异图位置居中,不发生偏位,角膜没有上皮损伤,即可以此 AC 值定制镜片。

注释:

（1）AC 弧调整:经过配适评估和调整,若试戴镜片参数稍松或稍紧,可在相对满意的试戴片平 K 值的基础上进行微调 +0.25D 或 –0.25D。

（2）镜片直径的改变:角膜塑形镜试戴片的直径通常为 10.60mm,医师可根据试戴效果及患者的角膜直径大小、睑裂大小等因素进行调整。镜片总直径通常在 10.1~11.4mm 之间。镜片直径加大或缩小时,各弧宽的直径也会相应变化,有些品牌允许医师可针对不同的弧宽进行指定,或注明光学区直径 OZD（optical zone diameter）、反转弧宽度（reverse curve width,RCW）、定位弧宽度（aligment curve width,ACW）、周边弧宽度（peripheral curve width,PCW）、基弧（basic curve,BC）加减宽度。如:OZD 6.2mm（+0.2mm）、ACW+0.2mm 等。另外更改角膜塑形镜的直径也会影响角膜塑形镜平行弧的选择,医生可根据临床经验更改平行弧曲率半径。

（3）定制镜片屈光度的选择:角膜塑形镜相关的屈光度包括:塑形屈光度（降度）、补偿屈光度和矫正屈光度。

1)塑形屈光度:验配角膜塑形镜时,角膜中心基弧区由于镜片的压平作用使得屈光度降低,摘下镜片后,预计降低的近视屈光量称为塑形屈光度,又称镜片的降度设计,简称 TP(treatment power),角膜塑形镜基弧的计算方法为:BC(mm)=337.5/(平 K– 矫正屈光度)。

2)补偿屈光度:因摘除镜片后角膜中央区会发生一定的回弹,因角膜塑形镜片通常设计为过矫 +0.75D,故补偿屈光度常为 +0.75D。而角膜塑形镜的内曲面不能改变,故可将配戴眼欠矫或过矫的屈光量,以光学透镜的形式制作在角膜塑形镜的光学区前曲面,在镜片的前表面设计补偿屈光度。补偿屈光度可以将角膜塑形镜配戴后预计发生的过矫或欠矫屈光度抵消。

3)矫正屈光度:矫正屈光度 = 塑形屈光度 + 补偿屈光度。

4)验配经验丰富的医师可以进行特殊病例的个体化设计,如指定 BC 的弧度或直径、指定 RC 的矢高、指定 AC 的弧度或宽度、指定 PC 的弧度或宽度等,也可针对角膜散光的患者进行散光镜片设计。角膜塑形镜片的散光设计通常是在 AC 弧上,定制时需要医师进行散光定位弧 TAC1(toric aligment curve 1)和 TAC2(toric aligment curve 2)指定。

## 二、配适评估

镜片的配适评估是验配角膜塑形镜的关键步骤,也是术后随访过程中检查镜片配适程度的重要评估指标。患者戴镜一定时间后可耐受镜片的异物感、能自然瞬目且泪液稳定时即可进行配适评估。通常评估的时间为戴镜后 5~10min。

1. 评估镜片的中心定位和移动度

(1)镜片定位居中,瞬目时镜片移动,但能自动回到中央位置。镜片垂直和水平偏位 ≤ 0.5mm 为理想配适。静止位置允许中心略偏下方。

(2)镜片有一定的移动性,瞬目时有一定活动度(1~2.5mm)。目标降低的近视度数越高或角膜中央越陡,初始时预留的镜片活动度应该越大,随着配戴时间的加长,中周部(定位弧区)角膜组织有变厚倾向,活动度会减小。

2. 荧光素染色显像评估 配戴试戴片泪液稳定后,用生理盐水湿润荧光试纸条,将荧光素液轻轻涂在镜片表面进行染色,采用裂隙灯弥散式投照法在钴蓝光下进行配适评估。注意荧光染色后的暗区和亮区的形态、范围、规则性、有无镜片的黏附、有无气泡存在等。较理想的荧光染色状态如下(图 5–6)。

(1)基弧区:与角膜之间有足够的"接触"面积(3~5mm)。这一区域内泪液层较薄(5~10um)。目标降低近视度数越高,初始时接触面积越小,随着配戴时间的加长,角膜塑形效果呈现,接触面积会相应增大。染色后应呈淡黑色或淡绿状态。

(2)反转弧区:与角膜之间有很厚的泪液层,染色后呈 360° 浓绿色亮环。目标度数越高,初始时这一亮环越宽。

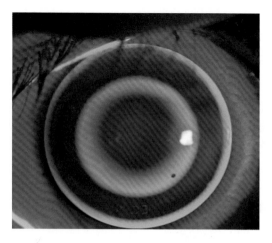

图 5-6　较为理想的荧光染色图

（3）定位弧区：该弧区与角膜保持平行状态，泪液层较薄，染色后呈淡绿或淡黑状态。目标度数越高，初始时泪液层应越厚，染色偏绿。

（4）周边弧区：该弧区与角膜之间泪液层很厚，染色后呈 360° 浓绿色亮环。

## 三、常见配适状态

根据荧光素的分布情况，可将配适分为以下几类：

1. 最佳配适　镜片中心定位及移动度适宜；基弧区呈规则的圆形暗区；反转弧区呈宽度均匀的绿色环形亮区；平行弧区呈均匀环形暗区；边缘弧区呈鲜绿色环形亮区（图 5-7）。

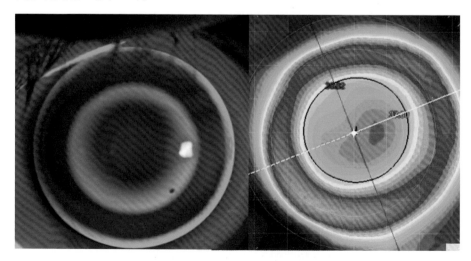

图 5-7　标准配适及其塑形镜后地形图

2. 偏紧配适 镜片偏位或居中,移动度小。基弧暗区面积小;反转弧区呈宽大绿色亮区甚至可见较大的气泡;定位弧区或边弧区较狭窄,瞬目荧光素泪液交换差。陡峭配适易导致摘镜不易,出现角膜反复点染、镜片偏位、矫正视力不佳、重影等问题(图5-8)。

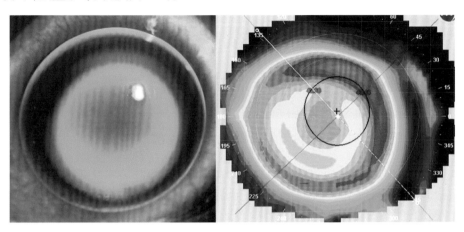

图5-8 偏紧配适及其塑形镜后地形图

3. 偏松配适 镜片偏位,移动度较大。基弧区暗区面积较大,反转弧较宽;定位弧下方呈游离状绿色荧光素充盈,使360°环形暗区的定位弧缺如。因镜片活动度较大,在较短时间内镜下荧光素随瞬目流失,呈无染色状态。平坦配适易导致镜片偏位,出现低于预期矫正视力、重影、视力回退较快等问题(图5-9,图5-10)。

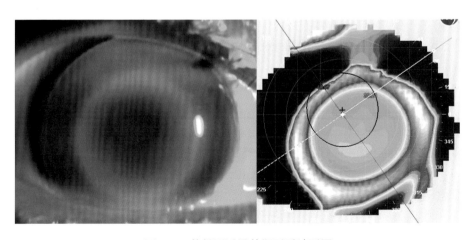

图5-9 偏松配适及其塑形后地形图

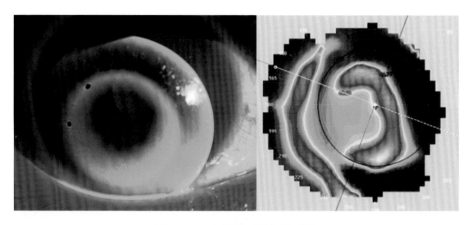

图 5-10　偏松配适及其地形图

4. 镜片偏位　镜片偏移中心位置 >1mm,甚至镜片边缘压迫或超过角巩膜缘。偏松或偏紧等不良配适均可能引起镜片偏位。偏位的不良配适易导致角膜形态的不规则改变,或出现旁中心岛,矫正视力不佳,重影等问题。

# 第四节　角膜塑形镜试戴
# 验配中的一些原则

1. 杰森(Jessen)原则　在验配角膜塑形镜时,通常将镜片降度计为比目标降度更平坦的度数(通常为 +0.50~+0.75D),例如 –4.00D 的近视患者,治疗的目标降度为 4.00D,使用杰森计算式(+0.75D),镜片基弧的应设计会比角膜 K 值更平坦,为 4.00+0.75=4.75D(即镜片的基弧设计需比目标降度过矫0.75D)。

2. 矢高原则　逆几何设计镜片均采用矢高原则,该设计在镜片后表面泪液层产生塑形的作用力。

根据矢高原则,镜片的配适依赖于:

(1)镜片与角膜形态间正确的配适关系(根据角膜顶点曲率半径 R,离心率 e 以及泪液层厚度判定)。

(2)理想的逆几何设计镜片中央矢高。

(3)镜片与角膜形态间正确的矢向配适关系(根据角膜顶点曲率半径 R,离心率 e 判定)。

例如,五弧设计的逆几何镜片矢高(图 5-11):

镜片矢高 $=X_0+X_1+X_2+X_3=$ 角膜高度 + 泪液层厚度

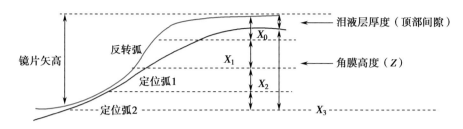

图 5-11　逆几何镜片矢高

　　根据矢高原则计算出的镜片矢高可以帮助维持镜片与角膜间正确的矢向关系,并给出正确矢向关系中所需基弧与反转弧的值。

　　对于镜片配适后出现的顶点间隙,仅需一个基弧区和反转弧区就可以满足矢高配适原则的要求。矢高计算法则可帮助验配者在临床上更精准地挑选初始试戴片。

　　3. 泪液层形态　角膜接触镜如在配戴过程中直接接触角膜易引起角膜损伤,Mountford 于 2004 年建议在角膜接触镜镜片后表面与角膜顶点间保持约 5~10μm 的泪液层厚度。泪液层的存在对于屈光度的改变有很重要的作用。

　　镜片后表面泪液层的作用:

　　(1)提高泪液交换率以保持角膜正常生理。

　　(2)产生正向和负向的液压从而控制镜片的移动和中心定位。

　　泪液层厚度在逆几何设计镜片下的分布特点如下(图 5-12):

* 最小厚度在角膜顶点。
* 最大厚度在基弧区与反转弧区的连接处。
* 定位弧与周边弧连接处的泪液层厚度接近零。

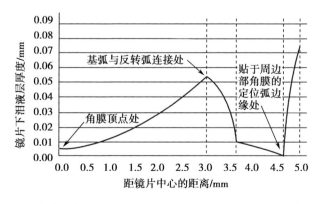

图 5-12　泪液层厚度在逆几何设计镜片下的分布特点

# 第五节　验配总结

患者经历 30min 的短时戴镜闭目后,可做地形图评估角膜塑形效果。配戴配适良好的镜片,角膜中央区变平坦,中周部变陡峭,显示典型的"牛眼"图形。不良配适引起镜片偏位也可通过地形图有所预判。但因试戴时间较短,且患者的角膜形态、屈光度等情况存在个体差异,一般不对镜片基弧区塑形的治疗效果进行评估,但可根据曲率平坦度的变化量预判矫治效果。

规范试戴验配流程:

1. 选择合适直径的试戴片。

2. 根据角膜形态及镜片类型选择合适的 AC 弧曲率。

3. 选择接近患者度数降幅的试戴镜片试戴。

4. 待泪膜稳定(通常 5~10min)荧光素染色评估,调整 AC 弧度达到最佳配适。

5. 良好的配适后戴镜 15~20min,镜上验光,确定最后屈光度。

6. 摘镜后使用地形图差异图,观察位置是否居中,并用裂隙灯观察角膜是否健康(图 5-13)。

7. 下订单,确定 AC/BC/ 直径,定制所需镜片。

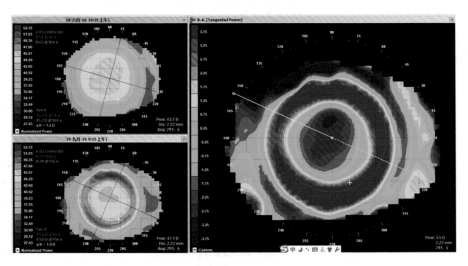

**图 5-13　差异图显示配戴塑形镜一段时间后角膜变化**

# 第六章

# 角膜塑形镜配适异常及
# 参数调整

## 一、镜片偏位

镜片偏位通常是指过夜配戴角膜塑形镜后,中央治疗区的位置与瞳孔区发生偏移,导致裸眼视力不佳、视物重影、变形等。

### (一) 主要原因

由于镜片各参数设计不合理,配适过平、过陡、镜片直径较小、角膜散光过大,眼睑压力较大,角膜形态不规则等。镜片偏位多见于颞下方偏位,有研究发现,大多数人眼的角膜颞侧区域角膜曲率高于鼻侧,故镜片容易往矢高更低的一侧偏位,亚洲人的眼睑相对较紧,更易促使镜片偏位的发生。

### (二) 镜片下方偏位

镜片下方偏位是最常见镜片偏位,试戴初期轻度的镜片偏位无需处理,闭眼时镜片可回到中心,如镜片下移明显而且出现虚影则需进行镜片调整。

镜片下方偏位常见原因:正常角膜前表面形态为非球面、非对称性,而常规塑形镜 AC 弧为球面,当 AC 弧曲率较平坦(比相应区域角膜曲率更平坦)时,镜片与角膜无法平行配适,形成角度,表面张力降低,促使镜片偏离中心;若 AC 弧曲率较陡峭,AC 弧同样无法与角膜平行配适,镜片的中央区呈拱顶状,减少了中心区接触压力,镜片下偏(图 6-1)。

镜片下方偏位常见处理 1:若镜片松且下偏位明显,则收紧 AC 弧,或加大镜片直径(通常默认增加了 AC 弧的宽度),使 AC 弧与角膜接触更平行紧密;若镜片紧且下偏位明显,则放松 AC 弧,或减少镜片直径。

镜片下方偏位常规处理 2:若是由于角膜散光较大(AC 区垂直和水平子午线的高度差大于 $40\mu m$)造成配戴球面镜片偏位,则建议配戴散光设计的角膜塑形镜;镜片厚度的减少,减轻镜片重量也可改善镜片偏位,但临床上使用较少。

55

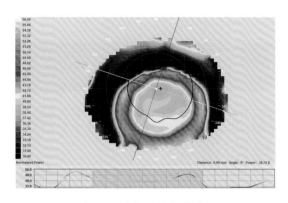

图 6-1　下方偏位的角膜地形图

### （三）镜片上方偏位

镜片上方偏位多见于镜片配适偏松,上眼睑压力较强,或角膜散光较大的患者(图 6-2)。

解决办法:若试戴时明显镜片松,则收紧 AC 弧度,使得 AC 弧与角膜接触更平行紧密改善定位;若镜片直径偏小,则增大镜片直径,改善定位。

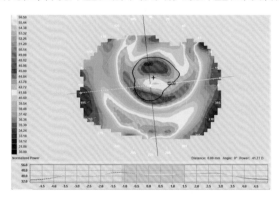

图 6-2　上方偏位的角膜地形图

### （四）镜片侧方偏位

镜片侧方偏位是配戴角膜塑形镜较难解决的问题(图 6-3)。

镜片侧方偏位多见于眼睑和重力作用超过了维持中心定位的表面张力,或逆规散光角膜。逆规散光的角膜水平方向曲率较垂直方向更陡峭,在地形图高度图中,AC 区的水平方向较垂直方向相对高度较低,配戴塑形镜片后易往相对高度更低的方向移动,形成侧方偏位。眼睑张力异常者角膜地形图多见鼻侧和颞侧明显异常,此类患者慎重验配,易出现顽固性偏位。

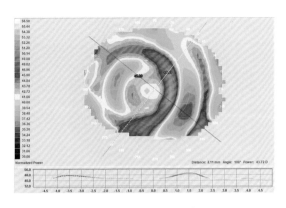

图 6-3　颞侧方偏位的角膜地形图

解决办法:增加 AC 弧或增加第二 AC 弧而减少第一个 AC 弧宽度,通过增加镜片表面接触面积增加表面张力而减少镜片偏位,临床上多采用加大镜片直径(默认增加 AC 弧宽度)来改善偏位;检查镜片的洁净度,镜片表面沉淀物增加眼睑摩擦力也可能造成镜片偏位;散光大患者采用散光设计。

## 二、中央或旁中央岛

### (一) 原因

多见于镜片配适紧,角膜中央区拱起变形;另可见于镜片偏位,RC 弧陡峭区位于中央光学区,白天视力不佳。在实际诊疗过程中,验配者需与假性中央岛区分。

### (二) 假性中央岛

由于泪膜不均匀或角膜上皮粗糙,造成测量角膜地形图时出现某一位置曲率高于周围曲率,称之为假性中央岛,实为泪液或角膜问题造成地形图的误判断;假性中央岛另一种情况出现于试戴后地形图差异图,由于戴镜时间较短,周边角膜变平量高于中间角膜,在差异图中可见中央为"陡峭",实际中央角膜较之前有变平,非真正意义中央角膜隆起,谓之假性中央岛(图 6-4,图 6-5)。

### (三) 解决办法

若镜片配适明显紧,则选择较平坦 AC 曲率或同曲率较小直径试戴,使之有一定的活动度;若为假性中央岛的角膜问题,则需考虑造成角膜问题的原因,排除由于镜片沉淀物、泪液不良、镜片度数过高、角膜形态特殊(高曲率、高 e 值)问题;若假性中央岛只是中央角膜变平较慢,镜片配适良好,则可延长配戴时间观察戴镜效果。

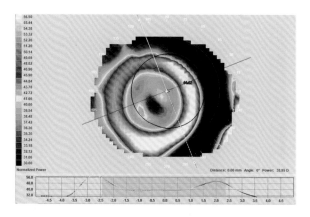

图 6-4　假性中央岛的角膜地形图

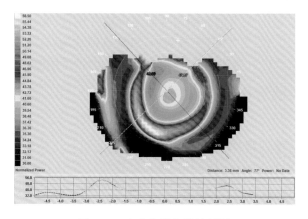

图 6-5　中央岛的角膜地形图

## 三、角膜中央染色

1. 试戴时角膜中央区上皮点状缺损,荧光素染色表现为点状着染(角膜点染)原因:试戴镜片脏;戴镜揉眼;镜片过紧;泪液交换不佳;角膜形态特殊(高 e 值、高曲率)(图 6-6)。

处理办法:仔细清洁试戴镜片;调整镜片配适;滴人工泪液后择日试戴;特殊定制镜片;如戴镜长时间出现不适感并且无法适应,应停戴。

2. 戴镜一段时间后角膜中央点染,多见于镜片配适紧或镜片矢高较低;调整镜片配适达良好,若仍角膜中央点染,可抬高镜片矢高(RC+0.1 或 RC+0.2),戴镜辅助使用不含防腐剂人工泪液;可更换其他品牌镜片试戴。

3. 戴镜偶发角膜中央点染,多为镜片后表面沉淀物或划痕造成,复查时仔细检查镜片洁净度及镜片配适,如无法清洁干净则需更换镜片。

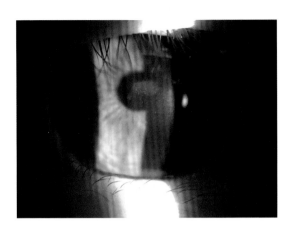

图 6-6　中央角膜上皮损伤

## 四、拱顶配适

1. 拱顶配适为镜片 AC 较陡峭,镜片定位弧区域与周边角膜贴附过紧呈挟持状,使镜片中央区不能接触角膜,荧光染色表现为中央区大量泪液堆积而呈现荧光亮区(图 6-7)。

2. 解决办法　由于镜片配适过紧,应适当放平 AC,放平量需根据松紧的程度决定,一般放松 0.5D,放松 AC 后的镜片可能出现偏位问题,需考虑镜片总直径。

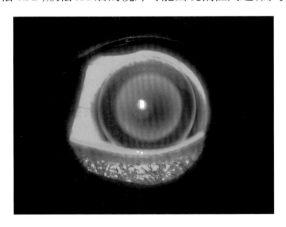

图 6-7　拱顶配适

## 五、镜片下气泡

1. 常见原因　大量气泡多见于镜片过大、矢高过高造成下方泪液流通较差,试戴时可见镜下大量气泡及角膜表面压痕;少量气泡多见于戴镜时未滴润

59

滑液;或戴镜未一次戴正,导致镜下残留气泡,试戴者多主诉戴镜不适,建议摘镜重新配戴(图 6-8)。

2. 解决办法　镜片过大时,需根据 HVID 选择合适大小的试戴片,一般建议 HVID 的角膜水平直径的 0.9~0.95 倍作为试戴片直径大小;如首次无法戴正镜片,可以摘下镜片重新配戴,建议滴润滑液戴镜且一次戴正,可避免镜下气泡。

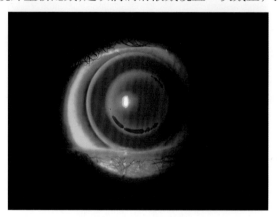

图 6-8　镜片下气泡

## 六、角膜表面镜片压痕

1. 常见原因　多与镜片配适不良镜片偏位有关。镜片配适松或紧均可出现,镜片松时,镜片多上方偏位,易见角膜上方压痕;镜片配适紧时,镜片多下方偏位,易见角膜下方压痕;偶见戴镜后紧镜未及时摘取,重新配戴后不能恢复正常位置,不能正确评估配适,或出现角膜上皮问题,可待角膜形态恢复正常后再戴镜评估(图 6-9)。

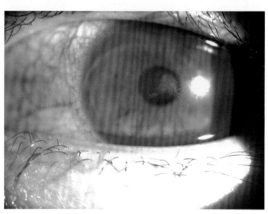

图 6-9　镜片颞下方偏位的角膜压痕

2. 解决办法　若角膜有明显偏位压痕,则需停戴后重新评估配适;若镜片由于直径过小,配适偏松造成偏位压痕,可增加镜片直径并收紧 AC 弧;若镜片过紧偏位,则放松 AC,同时需考虑减小镜片直径。偶尔可见紧镜综合征造成的压痕,为避免紧镜综合征,教育配戴者戴镜后需确认角膜镜片活动后方可戴镜睡觉。

## 七、戴镜后视力不佳

夜间戴镜后日间视力不佳常见原因:镜片所致光学矫正不佳,如降度不够、镜片过松过紧造成治疗区偏位;角膜原因,如镜片沉淀造成角膜上皮问题、角膜擦伤、角膜感染等;初始戴镜 1~2 周角膜塑形不稳定,表现为摘镜后下午视力反弹,自身戴镜时间不够;隔天配戴等。

1. 镜片矫正原因处理　如降幅不够,则需重新定制镜片;如镜片过松过紧,需重新调整镜片参数定制。

2. 角膜问题处理　仔细清洁镜片,熟悉摘戴镜片的规范流程,轻度角膜上皮问题可停戴镜片自行修复或白天辅助使用不含防腐剂的人工泪液,严重的角膜问题需停戴镜片后眼科医师处理。

3. 戴镜时间不够　因工作学习不能保证充足睡眠时间者,可先洗漱后提前配戴镜片,戴镜后仍可学习,但需避免戴镜后洗漱。隔天配戴视力不佳者,建议每天坚持戴镜。

## 八、镜片中心黏附

镜片中心紧紧贴附于角膜不能移动,易引起中央区角膜上皮点状缺损、染色及生理代谢问题,摘镜后可见镜片压痕(图 6-10)。

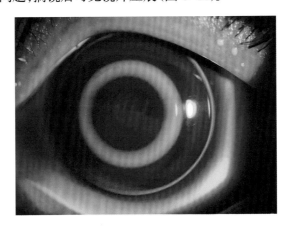

图 6-10　镜片配适较紧

1. 常见原因 多为镜片配适较紧造成镜片与角膜黏附;镜片后表面沉淀造成镜片污损、粗糙也可造成镜片黏附(图 6-11)。

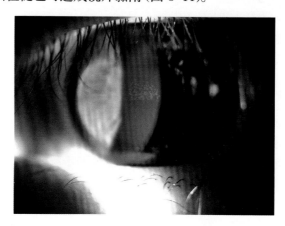

**图 6-11 角膜中央上皮点染**

2. 解决办法 如镜片配适较紧,则放松 AC 至少 0.5D;指导患者掌握清洁要领,尤其保证后表面的清洁度;若有明显的镜片偏位,在调整 AC 的同时需要考虑增加镜片直径,多见镜片直径不够造成镜片偏位。

**总结:**提高镜片配适的准确性,避免配适及参数的二次调换。

1. 原始地形图尽可能测量范围大,提高地形图原始数据的准确性。

2. 试戴评估结合地形图差异图可以辅助决定定制片所需参数。

3. 结合角膜横径(HVID)的大小,把握定制片总直径。

4. 规范摘戴、清洗的步骤,避免人为因素造成的镜片及角膜的损伤。

5. 按要求定期复诊,不适随诊。

6. 建立好良好的医患沟通途径,例如白天门诊电话结合晚上患者微信群进行答疑。发现问题及时沟通,找出问题所在,解决问题,保障戴镜安全。

# 第七章

# 角膜塑形镜摘戴护理操作流程及复诊

## 第一节　角膜塑形镜摘戴操作流程

角膜塑形镜的摘戴及护理流程与软性角膜接触镜有许多相似之处,但由于角膜塑形镜是硬性接触镜且内表面为多弧设计、曲率不一,在清洗及护理方面需更加严格、仔细的操作。最大限度降低戴镜后并发症的发生,必须对配戴者进行全面的护理教育和培训。

### 一、戴前准备

选择明亮、清洁、干燥的场所进行角膜塑形镜的配戴。应提前准备好:

1. 镜盒、托盘、吸棒、纸巾(图 7-1)。
2. 硬性角膜接触镜护理液及润眼液。
3. 剪短指甲、充分洗净双手后保持双手干燥(图 7-2)。

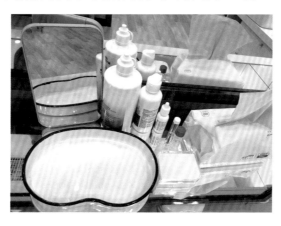

图 7-1　配戴前准备

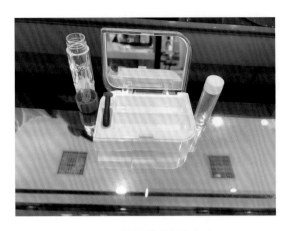

图 7-2 镜片摘戴保存组合

## 二、戴镜流程

1. 清洗镜片 取出镜片后,凹面向上放在掌心,滴入清洗液后用中指或无名指指腹按在镜片中央向四周呈放射状清洗。充分清洗后,再使用清洗液或生理盐水充分冲洗。观察到镜片清洗干净且无破损后方可准备戴镜(图 7-3)。

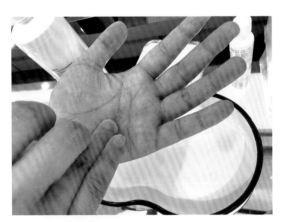

图 7-3 指腹揉搓清洗镜片

2. 戴镜方法 戴镜方法可分为他人戴镜和自己戴镜。

(1)他人戴镜

1)首先确认配戴者坐姿舒适,身体尽量靠近桌子,操作者站在配戴者侧后方。将洗干净的镜片平稳放在示指指尖处并滴入润眼液。此时应确保除放置镜片的示指外,其他手指均保持干燥。

2)叮嘱配戴者双眼睁开注视正前方,操作者使用非放置镜片手的示指或中指沿上睑缘处扒开配戴者上眼睑,持镜手的中指沿下眼睑缘扒开配戴者的下眼睑,一定确保眼睑睁开固定好,将镜片轻轻放置在角膜中央,此时要注意不要立即松开眼睑。

3)叮嘱配戴者向下看,操作者先轻轻松开下眼睑再松上眼睑。待配戴者正常眨眼后,观察镜片是否偏位,一种方法是在患者侧方观察角膜缘处镜片边缘位置;另一种方法为遮住未戴镜眼,观察戴镜眼是否视物清晰,若清晰则镜片正位。

4)若镜片发生偏位,操作者可轻轻扒开配戴者的上下眼睑,叮嘱配戴者眼睛向镜片方向转动(如镜片偏向颞侧,眼睛向颞侧转动),当角膜中央转动到镜片位置时,眼睛回转至正前方;若镜片偏位较大,多次转动后镜片仍未复位时,可反方向转动眼睛(如镜片偏向颞侧,眼睛向鼻侧转动),使镜片充分暴露,操作者用吸棒取出镜片后重新配戴。

5)戴镜后观察镜片与眼睛间是否存在气泡。少量的小气泡通过眨眼可以排出;若气泡较大,需摘镜后按上述要求重新配戴。

6)一眼戴镜完成后,另一眼按同样操作配戴。

(2)自己戴镜

1)洗手前在桌子上平放一面镜子,充分洗手后,与他人戴镜步骤相似。

2)配戴者弯腰头部向下,使眼睛尽量靠近镜子约10cm。眼睛盯住镜子,非持镜片手中指或示指从上睑缘处扒开上眼睑,持镜手中指扒开下眼睑,保持眼睛不转动,轻轻将镜片放置在角膜中央。由于泪液的吸附作用,当镜片与泪液充分接触后可自行贴附在角膜上,故无需按压到角膜上。

3)松开眼睑后,直起身子,观察镜片是否偏位、是否存在气泡,方法同他人戴镜法。

4)一眼戴镜完成后,另一眼按同样操作配戴。

## 三、摘镜流程

摘镜方法同样分为他人摘镜和自己摘镜。

(1)他人摘镜:首先确认配戴者坐姿舒适,身体尽量靠近桌子,操作者站在配戴者侧后方。向眼内滴入润滑液或人工泪液,充分眨眼润滑,观察到眨眼镜片移动时开始摘镜。

方法一:吸棒摘镜法

1)每次摘镜前充分清洗吸棒,使用拇指和示指持吸棒。叮嘱配戴者固视前方,操作者使用非持吸棒手的示指或中指沿上睑缘处扒开配戴者上眼睑,持吸棒手的中指扒开下眼睑。

2）吸盘对准镜片的旁中央区，充分接触，镜片吸附后轻轻移出吸棒，取出镜片。若无法取下镜片，需移除吸棒，再次滴入润滑液充分润滑；如果镜片仍固着在角膜上，可稍向上看。在不碰到镜片的情况下，轻而稳固地按压下睑缘至下方角巩膜缘。然后稍微向下看，在不碰到镜片的时候，轻而稳固地按压上睑缘至上方角巩膜缘。用力眨几次眼，尽量使镜片放松，直到你能感觉到镜片在活动后，再次尝试摘镜。

3）临床中吸棒一般可分为两种：空心吸棒和实心吸棒。空心吸棒在吸附前需挤压吸棒排出空气，当吸盘与镜片充分接触后，松开手指，吸盘即吸附上镜片；同理，当取下镜片时，需挤压吸棒，镜片即与镜片分离。实心吸棒在使用时，吸盘与镜片充分接触后即可吸附；从眼表取下镜片后，需用拇指按住镜片中心，平移滑动取下镜片（图 7-4）。

4）吸棒使用完毕后，需充分清洗，之后干燥存放。

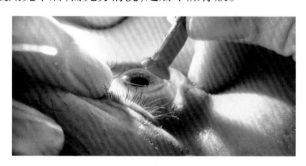

**图 7-4 用吸棒摘镜片**

方法二：手摘法

1）先用左手示指扒开上眼睑，令上睑位于镜片上边缘；用右手示指扒住下眼睑，使其位于镜片下边缘；此时镜片上下边缘恰好位于睑缘之间。

2）叮嘱配戴者固视前方，左手固定不动，右手轻轻向上推动下眼睑，镜片会与角膜分离开来，取下镜片。

3）镜片取下后，需按戴镜前清洗镜片要求充分清洗镜片后放入镜盒并倒入护理液浸泡保存。

（2）自己摘镜：自己摘镜方法同上述他人摘镜方法类似，此处不再赘述。需要注意的是，在使用手摘法摘镜时，可适当在桌面上铺上一层浅色毛巾或其他缓冲物，避免镜片掉落受损。

# 第二节　复诊流程

## 一、复诊的重要性

为了尽可能保证角膜塑形镜配戴后矫治效果、降低戴镜后出现并发症的风险、保护眼睛健康,需向患者强调按时复诊的重要性。做到预防为主,早发现早治疗,避免对眼表造成严重或不可逆损伤。

## 二、复诊时间安排

配戴者需知晓不管是否出现不适症状,均需定期复查。夜戴型角膜塑形镜复查时间为:戴镜后次日、1 周、2 周、1 个月;之后可每 1~3 个月内复查。若戴镜时出现不适症状,应停止戴镜,并及时到医院进行检查。

## 三、复诊项目

每次复诊需检查的项目包括:问诊及主诉、视力检查、裂隙灯检查、屈光度检查、角膜地形图检查、镜片配适及护理检查;定期检查项目有眼生物测量、角膜内皮细胞计数检查以及根据自身情况需进行的一些特殊检查。

(1)问诊及主诉:询问患者每日戴镜时间、戴镜周期;是否有自觉不适症状,如异物感、眼痒、眼痛、分泌物、视力波动、眩光、光晕等。

(2)视力检查:每次复诊均需进行裸眼视力检查,定期每 3~6 个月进行戴镜视力检查及戴镜屈光度检查。

(3)屈光度检查:每次复诊需进行客观屈光度检查;若患者裸眼视力小于0.8,需进行主观验光及戴镜验光检查。

(4)角膜地形图检查:每次复诊均需进行角膜地形图检查,了解患者夜间戴镜位置是否偏位及治疗区大小,通过计算曲率变化了解患者降幅程度,更好地监控治疗效果并指导镜片的调整与更换。

(5)眼前节检查:使用裂隙灯显微镜检查配戴者眼前节健康情况。包括:有无倒睫、角膜机械性损伤、角膜着色、角膜水肿、角膜浸润,有无球结膜充血、乳头、滤泡、倒睫等。

(6)镜片配适及护理检查:裂隙灯显微镜下观察镜片表面清洗是否干净,有无沉淀、污染等;镜片是否存在划痕、破损、变形等。护理产品包括镜盒、吸棒等是否洁净、定期更换(每 3 个月)。

(7)眼生物测量、角膜内皮细胞计数检查:每半年需进行眼生物测量检查,检测患者戴镜后近视与眼轴发展状况;角膜内皮细胞计数是保证角膜塑形

　　镜后的一项安全检测指标,需定期至少每年测量。

　　(8)其他特殊检查:若患者出现眩光、光晕、眼睛干涩等现象,可为患者进行角膜地形图、眼内散射、波前像差、对比敏感度、泪膜功能等检测,为患者出现的主观不适提供合理的解释,并进行相关的治疗。登录网址:http://www.tmu.edu.cn/ysgzx/2019/0830/c4953a44878/page.htm 获取摘戴视频了解更多配戴细节。

# 第八章

# 角膜塑形术常见并发症及其处理

任何一种矫正、治疗近视的方法,都不是绝对安全的。同样,配戴角膜塑形镜时可能由于验配人员的技术问题或指导力度不够,或因自身对镜片护理和使用存在误解,或不能做到定期接受规范的复查,导致镜片的使用不在有效安全的监控之下。

在塑形镜验配和使用期间,任何一个环节上没有严格把握,均有可能导致各种与角膜塑形镜相关的并发症。角膜塑形镜兼具过夜配戴和硬性透气角膜接触镜配戴相关的问题,且这些并发症多发生于眼表。

虽然某些常见的并发症发生后,通过及时的治疗不会导致严重后果,但是并发症加重或多种并发症合并存在时,轻者会影响患者镜片的正常使用,影响戴镜者的学习和生活;重者会造成严重不可逆的眼部病变,损伤视功能,或需要接受长期治疗。

## 第一节　常见角膜损伤及处理

### 一、角膜上皮损伤

1. 原因　多为机械性、化学性刺激因素,或由生理性因素引起。

镜片配适过紧、过松,镜片对角膜中央压迫、机械性的摩擦作用;不适当的清洁程序,因镜片的 RC 弧陡峭致使镜片后表面中心区域不容易清洗干净;镜片护理不当,蛋白清除不充分,镜片有沉淀物,镜片内表面变得粗糙,镜片下异物划伤;镜片透氧性低导致角膜缺氧,也会引起角膜上皮病变;其他可能原因包括护理液的过敏反应、毒性反应和干眼等。以上原因均可造成角膜上皮不同程度的损害。

2. 临床表现 角膜上皮染色表现为点状着色称为点染,角膜点染是角膜上皮受损或是上皮细胞缺失的指征。轻度的角膜点染现象在角膜塑形镜配戴中十分常见,尤其是在每天早上摘镜后1~2小时以内,轻度点染通常是无任何刺激症状,并且在未配戴角膜接触镜的轻度干眼人群中也有发生。轻者表现为角膜上皮局部少许点状染色。若上皮缺损面积较大或密集者,可有畏光、刺痛,甚至出现视力下降等症状。

3. 角膜上皮损伤分级分类,可根据角膜和接触镜研究协会(Cornea and Contact Lens Research Unit,CCLRU)或Efron分级标准(Efron grading system,EGS)进行分级评价。

(1)CCLRU分级(Ⅰ、Ⅱ级为轻度)

0级:角膜上皮无点状染色,或在细致检查下仅见数个点状染色者(图8-1)。

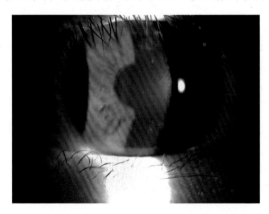

图8-1 0级角膜上皮损伤

Ⅰ级:有轻微划损,或散在点状染色(图8-2)。

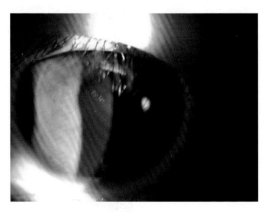

图8-2 Ⅰ级角膜上皮损伤

Ⅱ级：角膜点状染色较密分布，伴有轻度不适（图8-3）。

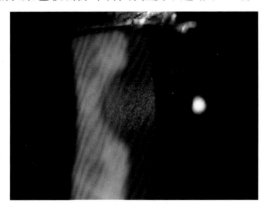

图8-3　Ⅱ级角膜上皮损伤

Ⅲ级：有小片的上皮缺损，刺激症状较明显（图8-4）。

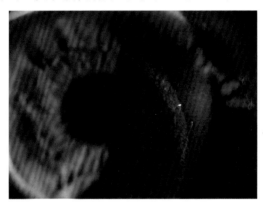

图8-4　Ⅲ级角膜损伤

Ⅳ级：有较大片的上皮缺损，刺激症状重（图8-5）。

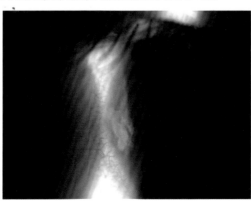

图8-5　Ⅳ级上皮损伤

国外一些研究指出,戴镜 3 个月时 37%(下午)~77%(早晨)出现 <Ⅱ级的上皮改变,6 个月时 76% 有轻度点染,2 年后 13%~36% 有轻度点染。

另有研究指出,角膜上皮损伤与镜片是否黏附于角膜有关,戴镜 1 个月后若镜片在角膜上保持适宜的活动度,上皮点染的发生率为 28%,若镜片基本不活动则发生率达 61%。

(2)染色类型和位置:染色类型以点状为多,约 56.1%,其次弧形 36.6%,异物 2.4%,融合 4.9%。

染色位置以角膜中心区出现的概率最高,约为 53.7%,其次下方 18.3%,鼻侧方 12.2%,颞侧方 4.9%。

角膜上皮染色程度一般比较轻,若按 0.5~4.0 来分度,研究显示第 1 天约为 1.6~2.1,1 周时为 1.2~2.0,1 个月时为 1.4~1.6,3 个月时为 1.3~1.5,6 个月时为 1.4~1.5。

4. 处理方法

(1)进行对因处理:调整配适,清洁镜片,补充人工泪液,更换护理产品等。切实掌握清洁镜片的要领,每日认真清洗镜片,如果用手指揉搓不能充分地洗净镜片的 BC 和 RC 弧面,可试用质地优良的小棉片。如很难去除一些污点和污染物,退回验配中心或请厂商协助处理。必须选择使用有清除蛋白作用的多功能护理液或遵医嘱每周进行除蛋白处理。

(2)Ⅱ级及以下不需处理,摘镜后数小时至 1 天内可自行恢复。Ⅱ级以上者需停戴镜片,至角膜上皮完全恢复再考虑配戴。上皮缺损面积较大或伴有明显不适症状者眼局部使用人工泪液或上皮生长因子类滴眼液;伴有眼红、眼分泌物增多者局部使用抗生素类滴眼液预防感染。加强配戴者护理宣教,确认是否需要更换镜片。若镜片超期使用,或出现明显磨损、沉淀、变形等改变,必须立即停戴,更换镜片。

(3)如果经上述处理后仍然反复发生角膜上皮损伤,则应考虑终止配戴镜片或考虑更换镜片验配类型。

(4)经过常规处理角膜染色无明显改善或伴发角膜基质浸润,应转角膜病科或请角膜科医师会诊。

## 二、镜下气泡与角膜面纱状隐窝

1. 原因及临床表现　角膜塑形镜直径比较大,活动度比较小。配适状态不良的情况下,如偏松或偏紧均容易使镜下面出现小气泡,特别是配适偏紧的状态,空气泡不容易排出,紧密聚集于 BC 弧和 RC 弧,存在时间较久后空气泡对角膜表面产生压陷作用,可使压陷处出现小浅凹,并无实质性上皮损害,荧光染色表现为荧光液积聚于此凹陷,随瞬目可发生改变(图 8-6)。

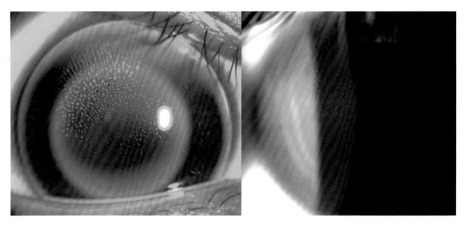

图 8-6　镜片下小气泡及摘镜后角膜表现

初期戴镜因戴镜不熟练容易在镜下聚集少量小气泡,表现为戴镜后视物不清,摘镜后重新配戴,如配适无问题,少许气泡可随戴镜时间的延长而自行消失。

如发现配适有问题,通过改善配适状态,镜下的气泡和染色也会逐渐消失,对视力无明显影响。

但如果气泡多量密集,影响视轴而形成不规则散光,则可能出现明显的雾视症状使视力减退。

这种情况多因镜片设计不合理,中心定位不良,过紧配适,或因镜片超期服役而老化、变形,或镜片污染、沉淀严重,导致镜片极易黏附,泪液循环差。

2. 解决方法　戴镜前在镜片后表面滴入人工泪液,或许可以帮助减少面纱状浅凹的出现。戴镜时,身体俯于桌面,低头向下看平放在桌子上的镜子,此方法可以使镜片在手指上活动的可能性降到最低,同时阻止气泡的产生。

发现气泡和角膜面纱状隐窝时首先要辨明原因和程度。轻度变化并有把握认为气泡可以逐渐消失,应能继续戴镜观察。时间较长比较严重,而且有视觉异常症状者,最好停用,待角膜完全恢复原状后再考虑重新验配,缩小镜片直径或放松配适。已配戴 1 年以上的镜片最好及时更换。

## 三、镜片黏着症

1. 原因及临床表现　配戴角膜塑形镜产生镜片黏着症通常是因为配适过紧,镜片偏位,镜片表面沉淀物或泪液不足。

轻度按压靠近角巩膜缘处下方球结膜可以观察到镜片下的荧光素液逐渐展开。这种现象表明镜片后的泪膜、水液层相对较薄,黏液层相对较厚(图8-7)。

73

镜片在位时或摘镜后均可看到仅仅附着于角膜的镜片。镜片压痕在清晨复诊时观察到,并且可作为判断镜片固着程度的指标。

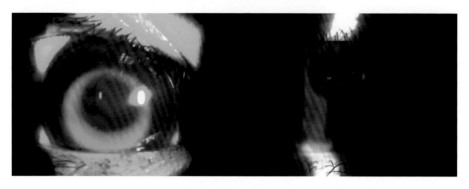

图 8-7　镜片中央区紧紧黏附在角膜上,摘镜后角膜上皮损伤

2. 解决方法　镜片配适不好造成的镜片固着可通过调整镜片参数或重新配适其他设计类型的镜片来改善。

教会病人如何区分镜片松紧度和移动度,如何使紧紧附着的镜片放松下来是很重要的。自然眨眼通常可以缓解轻度固着于角膜的镜片。如果镜片黏着较紧,可以在眼中滴 1~2 滴人工泪液,用力眨几次眼,确认镜片在角膜上活动后再摘镜。如果镜片仍然固着在角膜上,稍稍向上看,在不碰到镜片的情况下,轻而稳固地按压下睑缘至下方角巩膜缘,用力眨眼几次,尽量使镜片放松后摘镜。

## 四、角膜塑形镜下异物侵入

1. 原因及临床表现　夜戴角膜塑形镜,戴镜前首先将镜片清洁处理好,戴镜后患者无不适感觉。然后闭眼睡眠,清晨睁眼后 10 分钟左右摘除镜片,这一过程一般不容易侵入异物。

日戴角膜塑形镜,受地域、气候环境的影响,特别是北方冬、春季风沙较大,戴镜时比较容易侵入异物。视异物的种类、大小不同,会对角膜表面甚至镜片的内表面产生不同程度的磨损。

比较轻微患者可能不出现自觉症状,损伤较重会出现明显的异物感、流泪或疼痛感,角膜表面也会出现不同程度的点状、线状或片状荧光染色。

镜片表面被划伤将对今后的镜片清洁护理和舒适性带来一定影响,个别病例还曾带着粉尘颗粒进行揉搓清洗,以至于不慎将镜片揉碎。

2. 处理方法

(1)一旦感觉有异物侵入,最好立即摘除镜片,清洁冲洗后再戴镜。若仍感觉异物感疼痛等不适应终止戴镜,并去医院接受诊察,及时得到相应的治疗。

(2)如果周围环境的确无条件处理镜片,至少应马上滴入人工泪液或润眼液,然后尽快寻找适宜地方进行处理。切忌用手揉眼,或置之不理。

(3)为预防起见,刮风天气外出时可外戴一个较大的风镜,或外出时不戴塑形镜。另外应常备抗生素类滴眼剂和润眼液1~2支,以及一些清洁手和清洁镜片使用的物品。

身处比较干燥、多风地区的日戴镜患者,即使异物没有侵入镜片下,因结膜囊内容易混入一些尘埃,使镜片受到污染,所以建议戴镜4~5h后最好能够摘镜清洗一下,并清洁结膜囊后再继续戴镜。

## 五、角膜色素环

1. 原因及临床表现　角膜色素环是在角膜中心6~7mm直径区浅基质层出现的环形或半环形棕色沉淀,是泪液中含铁血黄素沉积在镜片反转弧区的上皮基底层细胞所致,通常起始于角膜下方,持续戴镜可能向上扩大并形成一个完整的环。其出现往往与镜片设计降幅过高,配适过紧,泪液循环差,镜片使用时间过长及镜片的不良加工有关(图8-8)。

在中国人中,色素环的发生率从17%(戴镜3个月)增长到90%(戴镜12个月)。色素环与圆锥角膜患者的Fleischer环或正常人角膜的Hudson-Stahli线相似。

2. 处理方法　色素环通常在更换新镜片或停戴一段时间后角膜铁线会消失。尽量避免设计过高降幅镜片。及时调整过紧配适。建议视光师认真并有规律地监控角膜健康,督促配戴者及时更换镜片。

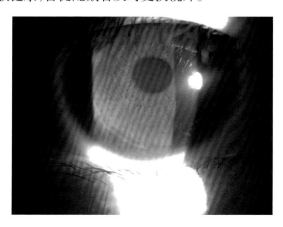

图8-8　下方角膜色素环

## 六、重影或眩光

1. 原因及临床表现　如果配戴者在配戴角膜塑形镜 1 个月(塑形效果基本稳定)后仍抱怨有明显的视物重影和眩光,会存在一定的安全隐患,其主要原因是镜片偏位、睡姿不良引起的角膜散光增大等。眩光的主诉会更多见于一些近视度数较高或瞳孔较大的配戴者(图 8-9)。

2. 处理方法　通过调整配适或更换镜片设计以改善镜片中心定位来消除重影和眩光。调整不良的睡眠习惯。对于镜片中心定位尚可的高度近视配戴者,可通过增加镜片光学区来改善眩光。如症状始终无法消除,影响日常生活或驾驶安全,则建议患者停戴。

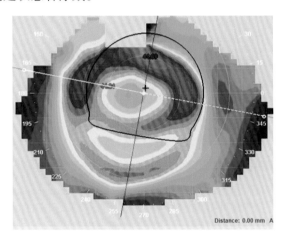

**图 8-9　地形图可见两次压痕位置不一,**
**可表现为白天的重影或眩光**

## 七、无菌性角膜浸润

1. 原因及临床表现　多由镜片或护理液刺激、角膜慢性缺氧等原因引起的炎症因子导致角膜缘血管扩张、炎症细胞和纤维蛋白的渗出与聚集所致。表现为角膜上皮下和基质浅层的灰白色圆形浸润灶,分布于角膜边缘。角膜上皮多完整,荧光素染色阴性,局部结膜充血。配戴者出现轻、重不等的畏光、流泪、刺痛等角膜刺激症状。角膜不伴有感染,表层显现多核白细胞和单核白细胞的浸润。

与感染性角膜浸润不同,典型的改变为角膜近周边区 1~2mm 直径孤立的灰白色圆形混浊,异物感、疼痛等刺激症状较少,前房炎症少,病灶区刮片细菌培养阴性。

发病 2~3 日内上皮可有轻微缺损,而角膜溃疡的上皮缺损明显,往往持续 1 周以上,可以此鉴别。

好发部位为开睑时 2 点、5 点、7 点、10 点眼睑缘位置的角膜区域。发生机制一般先患有角膜上皮的障碍,上皮的屏障功能降低,之后因镜片的污染和细菌毒素等引起免疫反应,继而出现角膜近周边区的浸润。

诱因包括角膜塑形镜下方混入异物、角膜塑形镜清洁不当、角膜塑形镜自身的污染、护理系统的污染、长期过夜配戴角膜塑形镜后慢性缺氧、机械性刺激和结膜炎症等。

2. 处理方法

(1)暂时停戴镜片。

(2)局部使用非甾体类抗炎药,如普拉洛芬滴眼液等。一般经停戴、抗炎药点眼治疗后可很快治愈,不残留严重后遗症。

(3)严重者预防性使用抗生素滴眼液。

(4)检查镜片的加工质量、配适状态和洁净程度,根据异常的原因进行调整和解决。

(5)本着预防为主的原则,一方面要严格指导和监控患者,告诫患者如有异物混入镜下、突发性磨痛、或出现其他异常情况,需及时复诊。

一定要先摘下镜片并冲洗镜片,使用医师建议的滴眼液,有条件最好及时请医师诊查。

另一方面应通过定期检查眼表、配适和镜片,及时发现问题及时解决,指导患者适时更换镜片(图 8-10~ 图 8-12)。

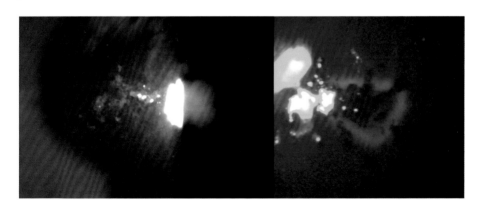

图 8-10 无菌性浸润染色前后表现

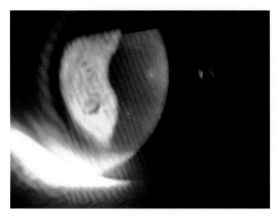

图 8-11　联合用药一天后

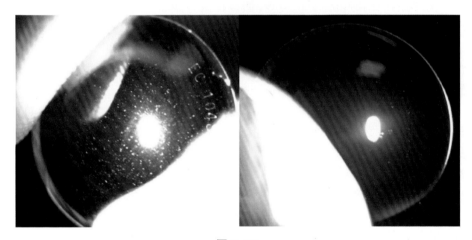

图 8-12

# 第二节　结膜炎性反应

## 一、急性红眼

1. 原因及临床表现　急性红眼是软性接触镜常见的并发症(图 8-13)。角膜塑形镜配戴镜者偶尔发生。

由各种原因引起的眼部刺激症状造成,包括缺氧、角膜衰竭、镜片过紧、护理液毒性反应、镜片沉淀物、镜片老化或破损、眼表擦伤、外界刺激等。

表现为程度不同、部位不同的球结膜血管和角膜缘血管充血,患者表现为眼疼、畏光、流泪、视力下降和少许的分泌物。

鉴于角膜塑形镜良好中心定位的需要,本身的设计直径比普通 RGP 要大,配适相对比普通 RGP 偏紧。

但若因镜片设计不合理,或镜片超期使用已明显老化变形,或已有明显沉淀物,致使配适状态过紧,镜片被牢牢附着于角膜表面,推动镜片亦无法移动,完全阻断了泪液循环和角膜呼吸,则可能出现角膜急性缺氧和炎性反应,造成所谓的紧镜综合征。

其表现为戴镜患者突发的疼痛、流泪、充血等明显的自觉症状,并可呈现角膜上皮的点状角膜炎、角膜实质浅层的弥漫性水肿、或有周边区的细胞浸润,有些尚可见镜片边缘压陷于角膜缘附近的痕迹。

2. 处理方法

(1)出现紧镜综合征必须马上摘除镜片。

为尽量减少角膜上皮的损伤,摘镜之前应先滴入润眼液,然后寻找原因,对因治疗。

(2)配合使用抗生素类和促进角膜上皮修复类滴眼剂进行治疗。一般摘镜后自觉症状可很快改善,配合治疗数日后角膜水肿和浸润可很快好转,预防感染至关重要。

(3)角膜完全复原后可考虑重新检查、重新验配,特别要慎重地对配适进行评估。既要求有良好的中心定位,又必须有适宜的活动度和泪液交换,以避免再次发生类似情况。

(4)同时对患者的监控和培训也必须进一步加强,最好能保证每个月做 1次定期检查,以便及时发现问题及时解决,镜片的使用寿命最好不超过 1.5 年。

(5)通过定期复查,不断教育患者及其家属提高自我眼保健的意识,密切与医师联系,做到随时有问题随时咨询或接受检查,这样才是安全的基本保证。

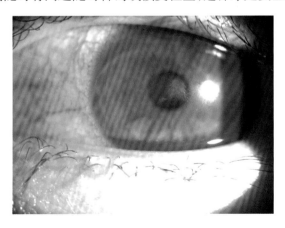

图 8-13　紧镜后急性红眼及上皮损伤

## 二、结膜炎

1. 原因及临床表现　无论何种接触镜戴镜初期均可能出现轻度的眼红、眼干涩、异物感等不适症状,球结膜可有轻度充血,为适应期症状。如无异常存在一般 1~2 周均可逐步缓解、消失。

若戴镜期间出现明显的结膜充血,翻转上睑见到较多的滤泡生成和乳头增生,结膜囊内或时有分泌物等现象,而且症状不易缓解则需要考虑结膜炎症的诊断与处理。

与软性角膜接触镜相比硬性透气性角膜接触镜引起的结膜炎症相对较少。以 3 年为期进行观察,戴软性角膜接触镜若能及时更换镜片其炎症发生率为 6%,如不及时更换镜片则为 24%;而硬性透气性角膜接触镜则分别为 0% 和 1%~2%。

其原因与两种镜片的配适和污染度有关,软性隐形眼镜一般遮盖了角膜整体、角膜缘和部分巩膜,活动度仅有 1.0~1.5mm,属于密接型配适,泪液循环量只有 1%~2% 左右,再加上软性隐形眼镜材料容易吸附蛋白质成分,可达 2 000μg 左右,同时容易吸附其他的污染物质,所以软性隐形眼镜引起的刺激性炎症较多。

硬性透气性隐形眼镜一般只遮盖角膜的 60%~70%,活动度可有 1.0~3.0mm,泪液循环能达 15%~20%,硬性透气性隐形眼镜材料吸附的蛋白质量很少,仅有 5μg 左右,而且不容易吸附其他的污染物质,所以硬性透气性隐形眼镜引发的炎症较少。

角膜塑形镜材料与硬性透气性隐形眼镜相同,但它们的设计与配适显著不同。角膜塑形镜材料直径大活动度较小,多采用过夜戴镜方式。

因长时间闭睑本身即是一种亚临床的炎症反应,国外研究曾利用一种灌流冲洗装置冲洗眼表面,再观察眼表冲洗液中的炎性细胞数,发现白天睁眼的情况下平均仅有 9 个,而睡眠后平均炎性细胞数达 6 500 个。

角膜塑形镜过夜戴镜后时常发现不同程度的结膜充血,结膜囊内分泌物,镜片黏附等改变,表明夜戴镜比日戴硬性透气性隐形眼镜或日戴角膜塑形镜更容易引发炎症反应。

引发炎症的诱因很多,如:镜片设计加工的问题,对结膜的不良刺激;镜片清洁度的问题,污染物清除不彻底,出现沉淀物等;周围环境中如风尘、光线、化学污染等的不良刺激;用眼卫生习惯不良,睡眠不足,眼疲劳等;护理方法不正确,护理用品的不良刺激;毒性反应;镜片超期使用,高度污损、变形,甚至有破损等;眼部原已存在的慢性结膜炎,屈光矫正不足等。

2. 处理方法

(1)首先查找原因,针对原因进行处理。

（2）重视镜片的质量检查、检测,发现不符合标准产品绝不可使用。

（3）若长期处于污染环境中或卫生条件较差,最好不配戴接触镜。

（4）不断指导患者正确戴镜,正确护理镜片,规律定期检查。

（5）改善各种不良习惯,改善睡眠。

（6）选用适当的抗炎药治疗结膜炎,改善症状。

（7）轻度炎性反应,自觉症状不明显,可不必停用角膜塑形镜。通过增强镜片清洁力度,适当减少戴镜时间,配合滴眼液治疗可很快好转。

（8）重度结膜炎症,自觉症状明显者应停戴镜,集中治疗好转后再恢复。

（9）加强对镜片的检查、检测工作,一旦发现镜片出现明显异常,不可姑息,无论使用时间长短,一定劝其更换。

## 三、巨乳头性结膜炎

1. 原因及临床表现　巨乳头性结膜炎（giant papillary conjunctivitis,GPC）在软性隐形眼镜配戴者中发生率较高,是接触镜配戴者中常见的结膜疾病之一。GPC 主要特征是上睑结膜的特征性乳头增生改变,表现为眼睑和眼前节的刺激反应和过敏性反应,最终导致镜片无法耐受。

接触镜配戴者中 GPC 的发病率约为 7%,传统软性接触镜 GPC 发病率远高于角膜塑形镜和日戴硬性透气性隐形眼镜镜片。有报道认为,角膜塑形镜配戴者的 GPC 发病率约为 2.48%。

经研究证实 GPC 的原因主要为镜片表面的变性蛋白质沉淀作为免疫抗原引起的 I 型变态反应和IV 型变态反应,同时也存在镜片对眼睑的机械摩擦作用和护理液的过敏反应。

一般发生 GPC 的患者在早期就有镜片异物感增强、镜片移动增大、黏液分泌物并伴有眼痒、结膜充血、烧灼感,镜片上可发现蛋白沉淀膜。晨起时内部有明显的黏液分泌物。

早期患者可能并不在意,通常以为是镜片引起的不舒服感症状。

明显时,眨眼时镜片活动度明显增大,镜片移位甚至脱落,视力受影响,严重者不能继续耐受镜片,检查上眼睑发现有炎症反应、结膜瘢痕和直径大于1mm 的乳头,类似春季卡他性结膜炎。

GPC 的临床分期,根据症状与体征共分为 4 级:

0 级:无异常,上睑结膜无充血,平滑亮泽,无乳头增生。

1 级:极轻度,上睑结膜血管轻微充盈,稍有凹凸不平,但未见明显乳头增生。

2 级:轻度,上睑结膜轻度充血,2 区结膜出现轻度隆起,稍许小乳头增生但小于 1.0mm。

3 级:中度,上睑结膜中度充血,血管稍模糊,1、2 区乳头增生,直径 1.0mm

左右,并伴少许分泌物。

4级:重度,上睑结膜高度充血,血管模糊不清,1、2、3 区乳头增生,直径 1.0~2.0mm,大量黏液丝样分泌物。

2. GPC 的处理方法

(1)配戴角膜塑形镜前,应该详细询问患者有无过敏性疾病史和家族史,尤其要检查患者是否存在慢性结膜炎症。有条件时应常规做皮内过敏反应试验,指导患者做好镜片的清洗、消毒和保存工作,定期做好蛋白质的清除,避免镜片表面的变性蛋白质沉淀引起变态反应。

(2)对于早期和轻症的 1 级或 2 级的患者可以通过加强镜片的清洗程度、定期及时更换角膜塑形镜镜片、每周使用蛋白酶片浸泡镜片和滴用盐酸奥洛他定滴眼液治疗。它含有 0.1% 盐酸奥洛他定,是有效的肥大细胞稳定剂,一般来讲应该能够很快控制病情的发展,自觉症状可消失,增大的乳头逐渐变小。

对于配戴软性接触镜导致的 3 级和 4 级的患者应该停戴任何接触镜,局部滴盐酸奥洛他定滴眼液或强效的糖皮质激素制剂,待症状缓解后更换新镜片和加强日常护理。

# 第三节　镜　片　异　变

1. 镜片的变化及原因　前几年国内在推广使用角膜塑形术的过程中存在很多误区,其中之一是镜片使用寿命的问题。有很多商业化操作的单位,为了拉拢患者或是自己的盲目性,告知患者一副镜片可以戴用 3~5 年,因此使许多患者误解为一副镜片至少可以戴 3 年。

若不重视清洁保养和定期检查,镜片容易出现明显的磨损、污染、沉淀、变形,如果还仍然在使用,会极大地增加安全隐患。

另外一些机构不重视或是不懂得如何培训患者了解和掌握正确的护理方法,因此配戴者对镜片和护理用品的清洁、消毒、浸泡和清除蛋白等操作不规范,不能充分清洗和维护镜片,而且使用时间越长越松懈,使镜片污损的机会增多,从而对眼表产生许多不良刺激。

一位患者已戴用 5 年的角膜塑形镜片(在非医疗机构验配),患者因近期视力下降等症状来天津医科大学眼科医院眼视光中心就诊,经查发现镜片已有明显污染、沉淀和划痕。角膜内皮细胞数量减少,内皮多形性变。令患者停用 1 周并配合眼药治疗后症状消失,然后建议停戴镜片。

2. 处理方法

(1)验配角膜塑形镜后的系统管理之中,对镜片的各项护理和细致观察尤为重要,这一环节把握不严谨亦容易引起一些眼部并发症。

所以每次定期复查时除眼表的健康状况、视力和配适状态之外,专业技术人员还应认真检查镜片有无污染、沉淀、表面及边缘损伤、变形及变色等异常改变(图8-14)。发现问题最好利用投影仪显示给患者,可以更好地为患者讲解,取得患者的配合。

(2)角膜塑形镜设计的RC弧成一狭细的沟状构造,清洗时比较困难,可以考虑使用棉棒做局部清除。另外专业人员也可以配合定期进行清洗、去蛋白处理,有必要时可适当做抛光处理。

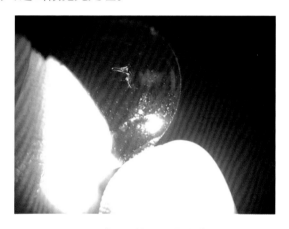

图8-14　角膜塑形镜使用中的胶冻样沉淀

# 第四节　过敏性眼表炎症

1. 原因及临床表现　过敏性眼表炎症发生于过敏体质配戴者,致敏原包括含酶洗净保存液、润眼液、抗生素滴眼液,以及一些滴眼制剂和眼膏等。

最常见的是护理液引起的角膜毒性反应,患者在更换新型护理产品后对某种化学成分发生的角膜上皮损伤,自觉症状为畏光流泪、眼痛等刺激症状、戴镜和裸眼视力下降(图8-15)。检查发现患眼混合性充血,角膜上皮呈点状或斑片状染色。

2. 处理方法　停戴角膜塑形镜,找出诱发过敏反应的刺激因素,更换可靠的护理产品并且彻底清洗和浸泡镜片。

角膜上皮损伤使用眼用抗生素预防进一步感染,促上皮生长因子促进上皮的修复。

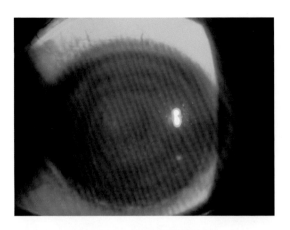

图 8-15　护理液过敏反应

# 第五节　角膜塑形镜配戴相关的微生物性角膜炎

1. **现状**　与角膜塑形镜相关微生物性角膜炎中最常报道的致病菌是棘阿米巴原虫和铜绿假单胞菌。金黄色葡萄球菌和黏质沙雷氏菌也可以导致微生物性角膜炎的发生。在 2001—2005 年,全世界报道了超过 50 例与角膜塑形镜相关的微生物性角膜炎,大部分发生在东亚地区(中国内地、中国台湾省、中国香港和新加坡)(占 80%),西方国家的澳大利亚、美国、加拿大、英国和荷兰(约占 20%)。

2. **危险因素**

缺氧:尽管现在角膜塑形镜使用的是高 Dk 值(透氧性)镜片材料,但过夜配戴仍可导致角膜水肿,增加了细菌黏附在角膜上皮的发生率。

角膜擦伤:镜片配适不良会不断损害角膜上皮,破坏上皮层的完整性,造成反复性角膜上皮糜烂,增加感染风险。角膜塑形镜配戴期间,如果镜片顶部持续接触角膜,会使角膜表面更易黏附细菌和被感染。

镜片擦伤:更加易于藏匿微生物,微生物更容易黏附到镜片表面。

睡眠期间,眼表环境的改变:闭睑时,接触镜下眼表温度升高,有助于细菌活动;无法提供眨眼时所带来的生理作用,即减少角膜表面细菌增殖或破坏细菌的糖蛋白层,去除代谢废物。

患者依从性差:镜片配戴方式不当;配戴不适以及出现其他与感染相关体征时仍继续戴镜;镜片紧紧黏附于角膜上时,用力强行摘除镜片;镜片护理不当或不充分;没有正确使用护理液每天清洗镜片;也没有使用周用去蛋白护理液给镜片去蛋白;使用盐水或自来水浸泡镜片;未做到每天清洗镜片的护理系统,也未做到每周进行消毒;个人卫生较差;戴镜与摘镜之前未正确洗手;把镜片护理系统放在卫生间;未能定期复查;未能定期更换镜片及护理系统。

近视降幅过大:通常高目标的近视降度要求基弧更平坦,这可能导致角膜擦伤的风险增大。

3. 症状与体征　症状:畏光,眼红,眼疼,流泪,眼睑水肿;上皮擦伤或糜烂;角膜水肿;角膜前基质点状浸润;前房反应;眼睑水肿;球结膜充血。

4. 处理方法　因为微生物性角膜炎会潜在地威胁视力,验配者应该做到令患者停止戴镜并且建议其立即就医。如果问题已经解决,并且眼睛适合戴塑形镜,考虑重新配适新的镜片,并且更换所有护理液及护理产品。

教育及定期监控、检查正确的镜片护理流程;每天用正确的护理液清洗镜片及消毒镜片;每周用去蛋白护理液强力清洗一次镜片;每天清洗镜片盒及吸棒且每周进行一次消毒;清洗镜盒后保持镜盒干燥;定期更换镜片及镜盒吸棒;不能使用自制或不能保存(除非单位剂量)的盐水或护理液;不能用自来水冲洗镜片;强调定期复查的重要性。

# 第九章

# 角膜塑形镜相关病例

## 第一节　常规病例验配

患者女,9岁,视物不清一年,以右眼为例,右眼屈光状态及形态参数如下表:右眼主观验光:-2.00DS/-0.25DC×160 =1.0,角膜曲率43.3 D@157；43.8 D@67,e 值 0.55@67；0.21@157,水平可见虹膜直径(horizontal visible iris diameter, HVID)=11.2mm。

检查 1:眼表检查,角膜透亮,泪膜良好,结膜无明显充血(图 9-1)。

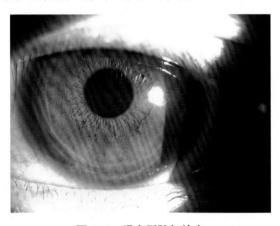

图 9-1　眼表裂隙灯检查

检查 2:眼前节生物测量:眼轴长度(axial length, AL):OD 24.30mm OS 24.52mm；中央角膜厚度(central corneal thickness, CCT):OD 540um OS 529mm；HVID:OD 12.21mm, OS 12.78mm。

检查 3:角膜内皮细胞计数检查:OD:细胞密度(cell density, CD:3 464/mm²；变异系数(coefficient variation, CV):26%；六边形率(hexagonal coefficient, HEX):76%。

OS:CD:3 424/mm²；CV:27%；HEX:75%。

检查 4：角膜地形图检查（图 9-2）：

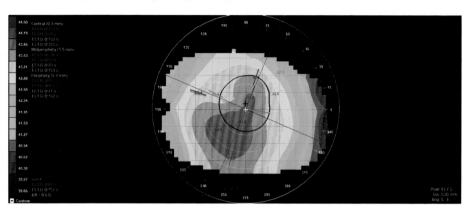

图 9-2　右眼角膜地形图

以右眼为例，验配过程分析：患者屈光度表现为中度近视，角膜横径 HVID11.2mm 正常大小，角膜散光 0.6D，考虑常规试戴片，角膜平均 e 为 0.31，因此定位弧区角膜曲率较中央区平 K 差异较小，考虑选择第一片试戴片为 43.25D。

检查 5：配适如下图（图 9-3）：静态配适基本居中，各弧区明显，治疗区覆盖瞳孔，活动度良好。

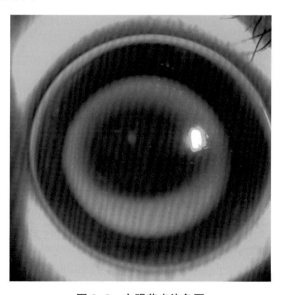

图 9-3　右眼荧光染色图

检查 6：戴镜 30min 后做地形图差异图观察塑形位置，如下图（图 9-4）。

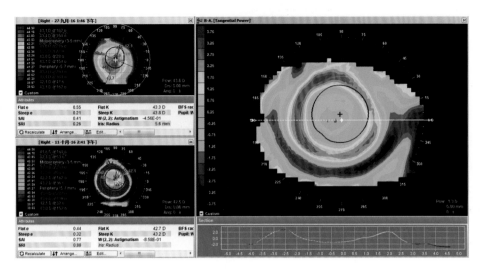

图 9-4　摘镜后角膜地形图差异图

检查试戴后的角膜无点染，塑形位置良好，可以考虑定制镜片。

**病例总结：**

1. 选择第一片试戴片时考虑角膜大小，如使用角膜地形图测量 HVID，可参看试戴片直径为 HVID×0.95；如使用 Lenstar 测量 HVID，则 HVID×0.87 作为试戴片直径。

2. 选择试戴片弧度时考虑角膜 e 值，若平均 e 值小于 0.5，则选择平 K-0.25D；若平均 E>0.5，则选择平 K-0.50D 或平 K-0.75D。

3. 试戴后需做角膜地形图差异图看治疗区的位置，如发生偏位，则需要重新试戴。

- 上方偏位通常提示试戴片偏松。

- 下方偏位多为试戴片偏镜，若偏紧通常还会伴随中央岛的出现。

- 侧方偏位可能为眼睑作用力较强，可结合原始地形图，若原始地形图为左右不对称，那么配戴塑形镜后也可能发生鼻颞侧偏位，验配需慎重。加大镜片直径可能改善镜片的侧方偏位。

# 第二节　逆规散光角膜塑形镜散光片配适

患者女性，25 岁，为了达到摘镜目的验配角膜塑形镜，角膜塑形镜前屈光状态如下（表 9-1）：

表 9-1　角膜塑形镜配戴前屈光状态

| 眼别 | 右眼 |
| --- | --- |
| 主观屈光 | −3.00DS/−1.50DC×90（裸眼视力 =0.2,矫正视力 =1.0） |
| 模拟 K 读数 | 43.0D@96；44.8D@6 |
| e 值 | 0.55@6；0.25@96 |
| HVID | 11.00mm |

8mm 直径主子午线高度差（图 9-5）：

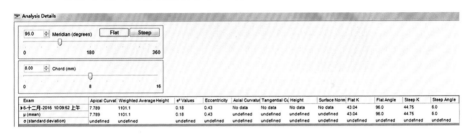

图 9-5　8mm 直径子午线高度差

角膜地形图如下（图 9-6）：

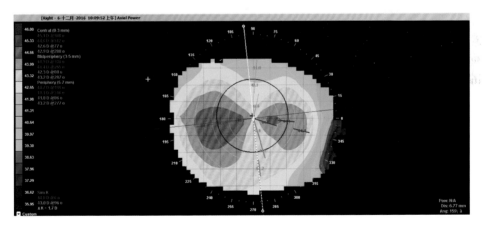

图 9-6　右眼角膜地形图:轴向图显示逆规散光

解释:患者 8mm 处角膜高度差为 1 136.0−1 101.1=34.9μm。

**第一片试戴片:VST 设计某品牌镜片普通片**

后表面光学区曲率 BOZR= 8.49mm,镜片总直径 = 10.6mm,光学区 = 6.0mm,定位弧 = 7.76mm,目标降幅 3D,材料:Boston XO。

试戴 30min 后：

镜片配适荧光染色（图 9-7）：

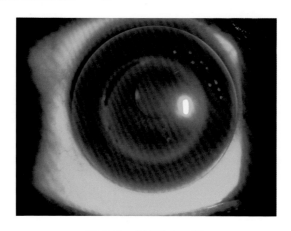

图 9-7 荧光染色配适

评估：镜片 RC 出现气泡，中央区压迫小。

角膜地形图如下（图 9-8）：

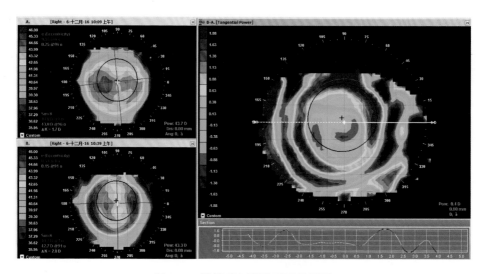

图 9-8 摘镜后角膜地形图差异图

摘镜后角膜健康无明显异常，建议：30min 后使得角膜形态回弹后，尝试散光片。

**第二片试戴片：VST 设计某品牌散光镜片**

镜片总直径 = 10.6mm，光学区 = 6.0mm，定位弧 =7.84mm/7.58mm，目标降

幅:3D,材料:Boston XO。

试戴 30min 后:

镜片配适荧光染色(图 9-9):

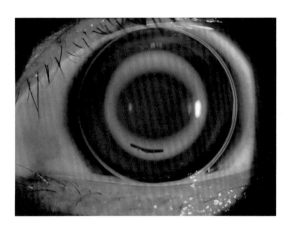

图 9-9 散光试戴片戴镜后荧光染色图

角膜地形图如下(图 9-10):

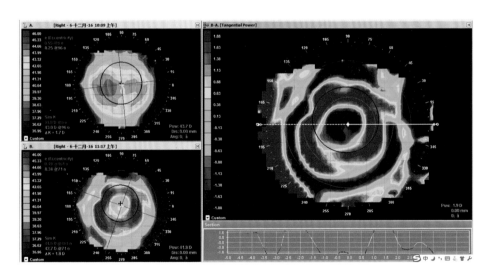

图 9-10 散光片试戴后摘镜地形图差异图

标准片与散光片配适 30min 后地形图对比(图 9-11):

评估:标准片与散光片定位均可接受,但标准片水平方向压迫量不足,光学区不平整,散光片光学区均匀。

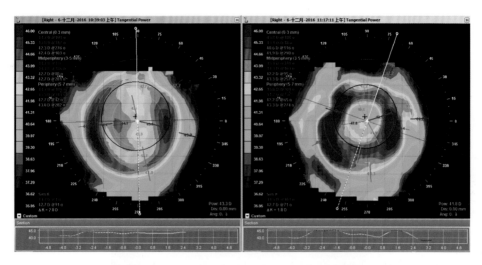

图 9-11　普通片与散光片试戴后的地形图差异

**病例总结：**普通片与散光镜片的选择：

1）8mm 直径主子午线屈光力差 >1.25D 选择散光镜片。

2）多数情况下，矢高差小于 30μm 时，不需要用散光型角膜塑形镜验配（环曲面设计）。

3）矢高差在 30~40μm 时，不一定需要用散光塑形镜验配。

4）矢高差超过 40μm 时，常常需要用散光塑形镜验配。

5）一般来说，每 15μm 的矢高差对应 0.50D 的散光设计量（散光塑形镜的散光量）。

# 第三节　通过增大直径解决鼻颞侧不对称
## 导致的镜片偏位

患者男性，9 岁，为了达到控制近视目的验配角膜塑形镜，角膜塑形镜前屈光状态如下（表 9-2）：

表 9-2　角膜屈光状态及眼前节参数

| 眼别 | 右眼 |
| --- | --- |
| 主观屈光 | −3.25DS（裸眼视力 0.2，矫正视力 1.0） |
| 模拟 K 读数 | 40.92D@32；41.13D@122 |
| e 值 | 0.54@122；0.53@32 |
| HVID | 12.25mm |

角膜地形图如下(图9-12):

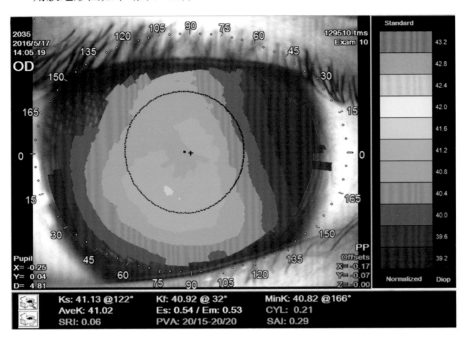

图9-12 右眼角膜原始地形图

评估:患者右眼角膜地形图鼻颞侧不对称。

**第一片试戴片:VST设计某品牌镜片普通片**

BOZR= 9.12mm,镜片总直径 =10.6mm,光学区 =6.0mm,定位弧 =8.28mm,目标降幅:3D,材料:Boston XO。

试戴 30min 后:

镜片配适荧光染色(图9-13):

评估:镜片偏位。

角膜地形图如下(图9-14):

摘镜后角膜健康无明显异常,建议:30分钟后使得角膜形态回弹后,尝试大直径镜片。

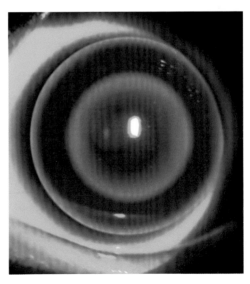

图9-13 VST设计某品牌普通镜片荧光染色

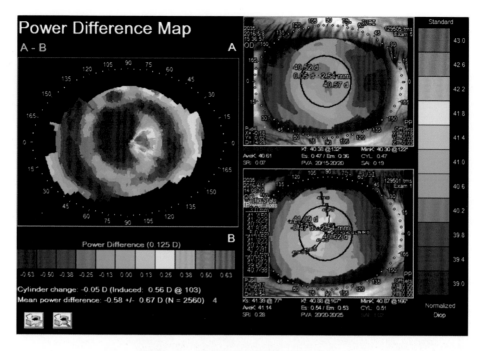

**图 9-14 地形图差异图显示镜片偏位**

**第二片试戴片：VST 设计某品牌大直径镜片**

镜片总直径 = 11.0mm，光学区 = 6.0mm，定位弧 =8.23mm，目标降幅：3D，材料：Boston XO。

试戴 30min 后：

镜片配适荧光染色（图 9-15）：

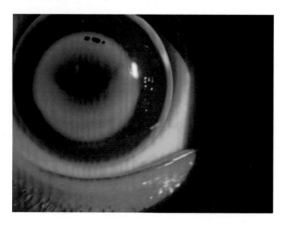

**图 9-15 大直径试戴片荧光染色**

评估:镜片直径合适,定位可,但中央光学区直径偏小。

角膜地形图如下(图9-16):

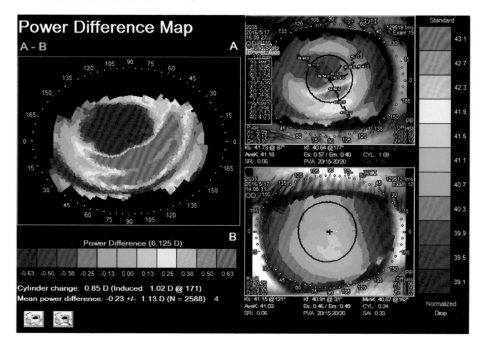

图9-16　大直径试戴后地形图差异图

评估:镜片稍颞上偏位,可接受。

最终定镜参数:OD 41.00/-4.00/11.0,降矢高10μm。

患者取镜时镜片配适荧光染色(图9-17):

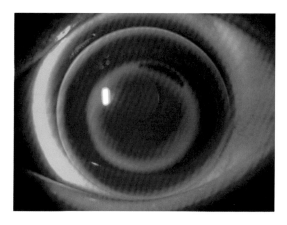

图9-17　镜片矢高调整后荧光染色

评估:光学区大,镜片定位良好。

戴镜两周后角膜地形图(图 9-18):

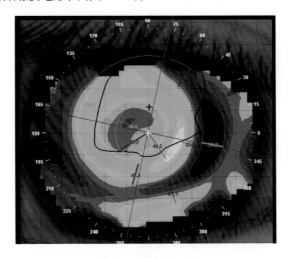

图 9-18　配戴调整参数镜片后地形图表现

**病例总结:**

1. 原始地形图角膜不对称,术后出现偏位的可能性非常大。

2. 镜片直径是塑形镜关键,合适的大小才能保证良好的定位。

3. 在定位良好的基础上,可以适当降低矢高来改善治疗区的大小。

4. 试戴片直径的选择:先测量角膜大小,根据 HVID × 0.87/0.95,确定最后镜片直径。

## 第四节　角膜过厚导致的角膜塑形镜效果不佳

患者,男性,9 岁,角膜塑形镜前屈光状态如下(表 9-3):

表 9-3　角膜塑形镜配戴前屈光状态及相关参数

| 眼别 | 左眼 |
| --- | --- |
| 主观屈光 | −3.75DS/−0.50DC × 175(裸眼视力 0.1,矫正视力 1.0) |
| 模拟 K 读数 | 41.74D@20 ;42.61D@110 |
| e 值 | 0.54@110 ;0.51@20 |
| HVID | 11.40mm |
| 角膜厚度 | 656 μm |
| IOP | 18.7mmHg |

角膜地形图如下（图 9-19）：

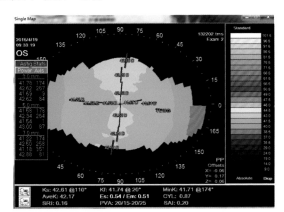

图 9-19　左眼前表面角膜地形图

患者于 2016 年定制第一片：VST 设计某品牌镜片普通片。

后表面光学区曲率 BOZR= 9.12mm，镜片总直径 = 10.8mm，光学区 = 6.2mm，定位弧 = 8.08mm，目标降幅：4D，材料：Boston XO。

后表面光学区曲率决定：平坦 K- 目标降幅 – 过矫量 =41.74-4.00-0.75=36.99D。

镜片配适良好，角膜塑形术后一周角膜地形图如下（图 9-20），视力：0.4。

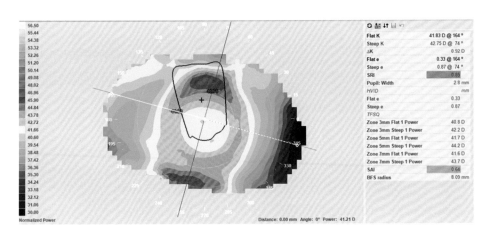

图 9-20　戴镜一周角膜地形图

角膜塑形术后两周角膜地形图如下（图 9-21），视力：0.6。

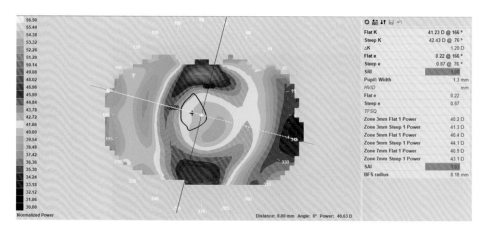

图 9-21　塑形术后两周角膜地形图

　　患者于 2018 年停戴塑形镜一个月后定制第二片 VST 设计某品牌镜片普通片,停戴塑形镜一个月后角膜地形图(图 9-22):

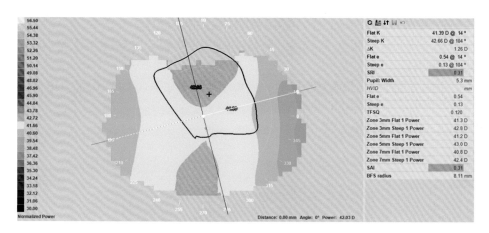

图 9-22　停戴一个月角膜地形图

　　配戴新定制角膜塑形镜后一周地形图见图 9-23。
　　后表面光学区曲率 BOZR= 9.31mm,镜片总直径 = 10.8mm,光学区 = 6.2mm,定位弧 = 8.13mm,目标降幅 4.50D,材料:Boston XO。
　　配戴新定制角膜塑形镜后一周,裸眼视力:0.4,此时角膜地形图切向图差异图见图 9-24。

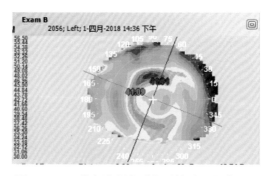

图 9-23　配戴新定制角膜塑形镜后一周地形图

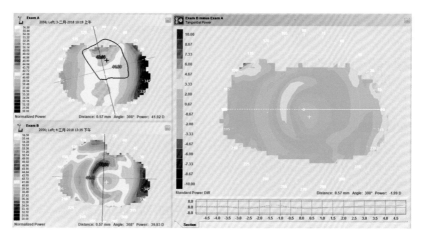

图 9-24　配戴新定制角膜塑形镜后一周角膜地形图切向图差异图

新定制角膜塑形术后两周(图 9-25),视力:0.6。

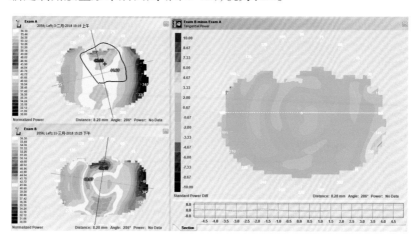

图 9-25　戴新定制镜两周角膜地形图切向图差异图

术后一个月裸眼视力：0.8+，角膜地形图差异图如下（图 9-26）：

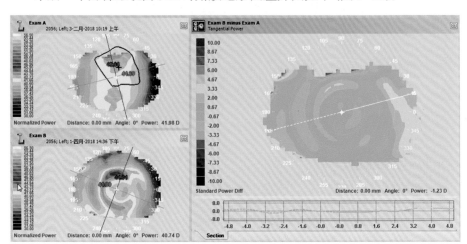

图 9-26　戴镜 1 个月后角膜地形图差异图

**病例总结：**

1. 患者低曲率、角膜厚，导致塑形稳定期较长。

2. 后续配适可考虑降低矢高，或轻度过矫 +0.50~1.0D。

# 第五节　近视激光手术后角膜塑形镜验配

患者于一年前实行 LASIK 手术，术后一年近视回退，希望配戴角膜塑形镜矫正近视。角膜塑形术前角膜屈光状况（表 9-4）：

表 9-4　角膜塑形术前屈光状况及相关参数

| 眼别 | 右眼 |
|---|---|
| 主观屈光 | −1.50DS（裸眼视力 0.6，矫正视力 1.0） |
| 模拟 K 读数 | 38.8D@18 ；39.4D@108 |
| e 值 | 0.46@108 ；0.40@108 |
| HVID | 11.20mm |

角膜地形图如下（图 9-27）：

评估：患者 LASIK 术后中央区平坦。

**第一片试戴片：VST 设计某品牌镜片普通片**

镜片总直径 = 10.6mm，光学区 = 6.0mm，定位弧 = 8.23mm，目标降幅：3D，

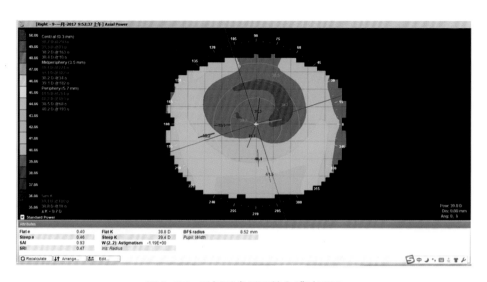

**图9-27　近视手术后原始角膜地形图**

材料：Boston XO。

　　试戴30min后：

　　镜片配适荧光染色（图9-28）：

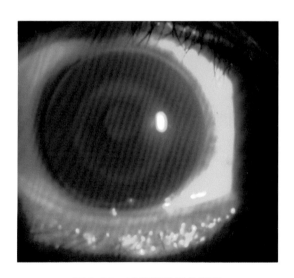

**图9-28　试戴荧光染色表现**

　　试戴后角膜地形图如下（图9-29）：

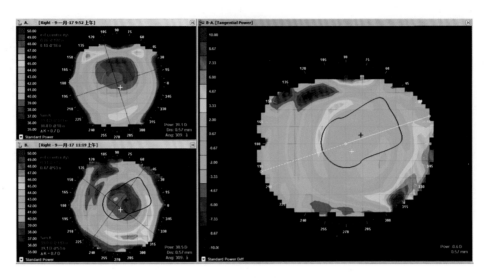

图 9-29　试戴后角膜地形图

**病例总结：**

1. 选择试戴片时可参考原始地形图，通常定位弧区位于角膜 8mm 左右区域，该区域曲率通常不受激光手术的影响，故可以按照常规方法选择合适的 AC 弧，让镜片保持良好的定位。

2. 降幅的确定通常采用试戴片加片上验光的方法获得。

3. 对于 LASIK 术后屈光回退的患者，可以使用角膜塑形镜进行矫正，良好的镜片定位是关键。

## 第六节　角膜直径偏小者角膜塑形镜验配

患者女性，12 岁，为了达到控制近视目的验配角膜塑形镜，角膜塑形镜前屈光状态如下（表 9-5）：

表 9-5　角膜塑形镜配戴前患者屈光状态及相关参数

| 眼别 | 右眼 |
| --- | --- |
| 主观屈光 | −4.25DS/−0.75DC×80（裸眼视力 0.01，矫正视力 1.0） |
| 模拟 K 读数 | 46.8D@68；47.1D@158 |
| e 值 | 0.86@158；0.77@68 |
| HVID | 10.7mm |

原始角膜地形图(图 9-30):

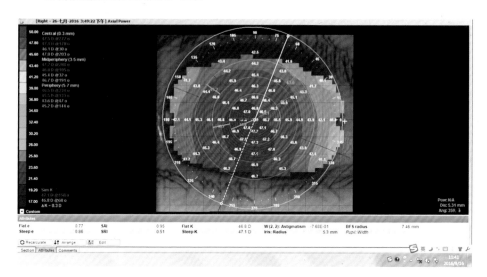

图 9-30 原始角膜地形图

**第一片试戴片:VST 设计某品牌镜片普通片**

镜片总直径 = 10.6mm,光学区 = 6.0mm,定位弧 = 7.5mm,目标降幅:3D,材料:Boston XO。

试戴 30min 后:镜片配适荧光染色(图 9-31):

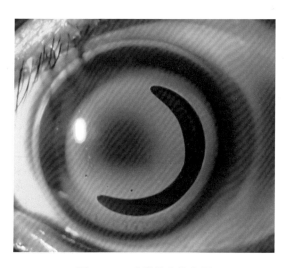

图 9-31 试戴荧光染色图

评估:镜片直径过大,定位略偏鼻下,镜片不活动;中央区压迫过小,镜下

103

有大气泡;摘镜后角膜健康无明显异常。试戴时镜片不活动,考虑为镜片直径过大所致。

建议:尝试小直径镜片,镜片直径较试戴片直径缩小 0.4mm,同时为了保证配适状态一致,适当收紧 AC 弧 0.25D。

**定镜参数:VST 设计某品牌小直径镜片**

BOZR= 8.28mm,镜片总直径 = 10.2mm,光学区 = 6.0mm,定位弧 =7.46mm,目标降幅 4.50D,材料:Boston XO。

患者取镜时镜片配适荧光染色(图 9-32):

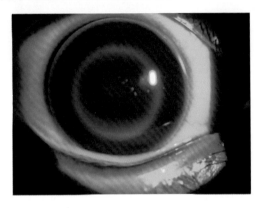

图 9-32 试戴荧光染色图

评估:镜片定位及活动度良好,矫正视力佳。

戴镜一周后角膜地形图(图 9-33):

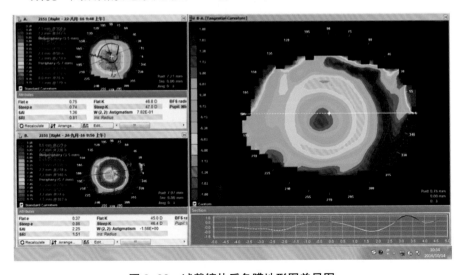

图 9-33 试戴镜片后角膜地形图差异图

评估:角膜地形图良好。

**病例总结:**

1. 小直径角膜采用常规试戴片试戴时通常无法获得良好的配适,表现为镜片拱顶,镜下大气泡,镜片活动度不良。通常可在戴镜前测量角膜直径,当角膜直径较小时,采用小直径试戴片。

2. 镜片直径的选择:地形图获得 HVID 10.6mm,定片直径 10.2mm,约 0.95 倍。

3. AC 弧选择可参考以下经验公式:

步骤 1,平均 E 值与正常 0.5 E 值的差异,0.75-0.5=0.25

步骤 2,每变化 0.05E 值,通常会改变 0.25AC 曲率,那么 0.25/0.05=5

步骤 3,选择 AC= 平 K- 倍率 ×0.05= 平 K　46.50-0.25×5=45.25D(理论)

步骤 4,在 3 的基础上微调 AC,得到 AC(实际)=45.00D

步骤 5,片上验光得到所需的降幅度数

步骤 6,确定所需最后参数:AC/BC/ 直径

# 第七节　换镜后视力矫正效果不佳

患者配戴角膜塑形镜 1 年半后更换镜片,新镜片配戴一个月后视力 OD:0.6 OS:1.0。

换镜参数:　　OD 44.00/-4.25/10.6

　　　　　　　OS 44.00/-4.25/10.6

主诉:视物不清,两眼不平衡,左眼视力差。

思考:

1. 角膜情况是否会影响视力?

2. 戴镜时间是否达到要求?

3. 配适情况是否合适?

经过问诊及裂隙灯检查:

1. 眼表情况无明显异常。

2. 戴镜时间 9 小时,配戴时间达到要求。

3. 配适情况良好,片上验光 +0.75OU。

角膜地形图见图 9-34。

评估:角膜地形图前后无明显差异,地形图良好。

思考:还有什么可能性?

泪液质量:通过 OQAS-Ⅱ观测泪膜情况

视觉质量参数 OU 差异不大,OS 散射指数稍有升高(图 9-35)。

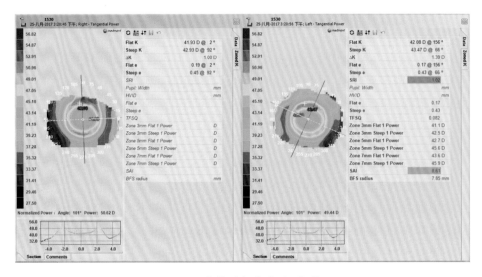

图 9-34 戴镜后角膜地形图切线图

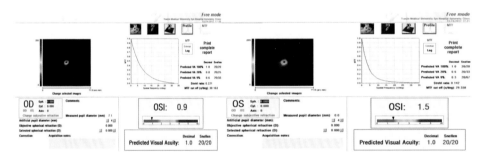

图 9-35 OQAS 测量左右眼眼内散射指数 OSI 值差异

左眼泪膜波动幅度较大,不稳定,泪膜质量差(图 9-36),滴入人工泪液,5分钟后,再次评估泪膜质量,且视力恢复至 1.0。

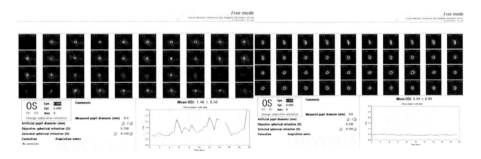

图 9-36 使用人工泪液前后泪膜质量的变化

**病例总结**：对于儿童患者，尤其是接触镜配戴者，虽无临床常见干眼主诉不适，但泪膜也可能存在问题，影响其视觉质量。

视力不好的原因：

1. 角膜不好：角膜中央点染，干燥斑，需要找原因。

2. 配适不好，地形图偏位：各个方向偏位，视物模糊重影。

3. 降度不够，中央曲率改变不足。

4. 戴镜时间不够：学业紧张，每天只能戴 5 小时，视力白天下午较差。

5. 泪液质量差。

视力不佳是表象，需要找出其背后的原因，一一排除。

# 第八节　高度近视高曲率大散光小角膜

患者女性，13 岁，由于高度近视大散光欲配戴角膜塑形，配前屈光状态如下（表 9-6）：

表 9-6　角膜塑形镜验配前屈光状态及相关参数

| 眼别 | 右眼 | 左眼 |
| --- | --- | --- |
| 主观屈光 | −7.00DS/−0.75 DC × 175（矫正视力 1.0） | −5.50DS/−1.50DC × 175（矫正视力 1.0） |
| 模拟 K 读数 | 45.43 D@5 ;47.07 D@95 | 45.78 D@1 ;47.63 D@91 |
| e 值 | 0.48@5 ;0.26@95 | 0.51@1 ;0.23@91 |
| HVID | 10.8mm | 10.9mm |

右眼角膜地形图见图 9-37。

左眼角膜地形图见图 9-38。

分析：该地形图角膜散光大于 1.50D，且形态为边到边的散光，并且角膜直径较小 HVID 为 10.8mm，可以判断需要小直径散光试戴片。

难点：通常没有小直径散光试戴片，如何用小直径常规片进行验配？

右眼第一片试戴片：小直径 10.2mm

镜片总直径 = 10.2mm，光学区 = 6.0mm，定位弧 = 7.50mm，目标降幅 −5.00D，材料：Boston XO。

试戴 30min 后：

镜片配适荧光染色见图 9-39。

评估：镜片整体居中性可，水平方向 AC 弧与角膜有接触，从边弧宽度看，

107

水平 AC 曲率可以接受,竖直方向镜片下方泪液层过厚,提示角膜与镜片之间空隙大,需增大竖直方向镜片 AC 弧曲率,竖直方向的 AC 弧曲率根据经验通常会比角膜散光量小 0.50D,因此竖直 AC= 水平 AC+(角膜散光 –0.5D),这种方法在镜片直径合适的前提下准确性较高。

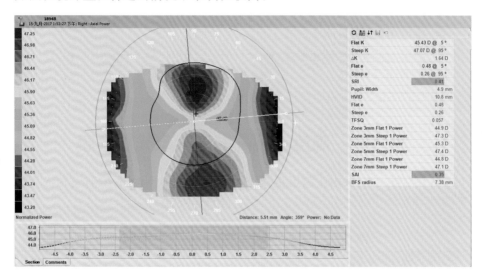

图 9-37　右眼原始地形图

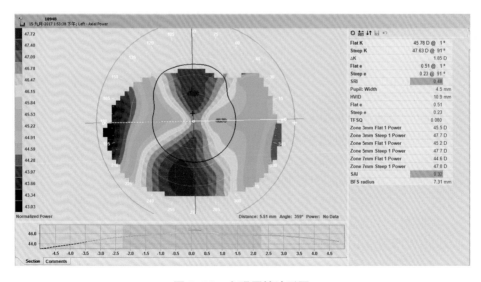

图 9-38　左眼原始地形图

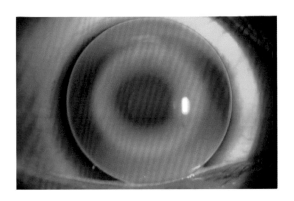

图 9-39　荧光染色配适图

故右眼定镜参数：镜片总直径 = 10.4mm，光学区 = 6.0mm，定位弧 = 7.54mm/7.26mm，目标降幅 −4.00DS/−1.50DC，材料：Boston XO

定镜后镜片荧光染色（图 9-40）：

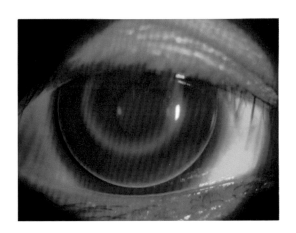

图 9-40　定制镜片荧光染色图

戴镜一周后角膜地形图见图 9-41。

左眼第一片试戴片：VST 设计某品牌小直径。

镜片总直径 = 10.4mm，光学区 = 6.0mm，定位弧 = 7.50mm，目标降幅：3D，材料：Boston XO。

试戴 30min 后：

镜片配适荧光染色见图 9-42。

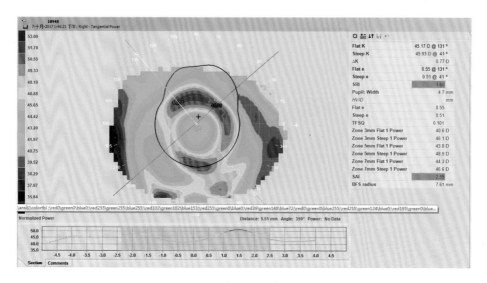

图 9-41　戴镜后角膜地形图

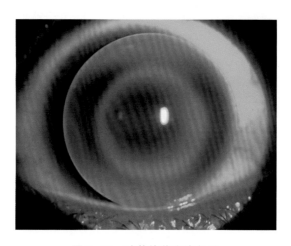

图 9-42　试戴片荧光染色图

评估：镜片直径稍小，镜片偏位。

左眼定镜参数：镜片总直径 = 10.4mm，光学区 = 6.0mm，定位弧 = 7.5mm/7.26mm，目标降幅 −4.00DS/−1.50DC，材料：Boston XO。

定镜后镜片荧光染色见图 9-43。

戴镜一周后角膜地形图（图 9-44）：

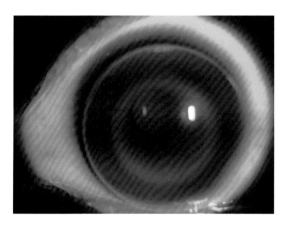

图 9-43　定制镜片荧光染色图

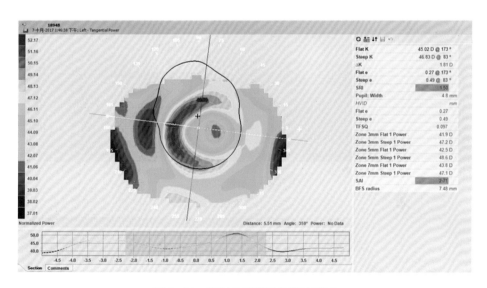

图 9-44　定制片戴镜后角膜地形图

**病例总结：**

（1）高度近视：对于高度近视患者，可考虑角膜塑形镜与框架眼镜相结合的方法，根据患者眼表情况选择合适的降度，建议降幅控制在 -5.00D 以内角膜较为安全。白天视力欠佳时需提前与患者沟通，告知其白天视力可能欠佳，通常戴镜 2~3 周以上白天视力较为稳定时，可验配框架眼镜补偿，满足其生活学习视力要求。

（2）使用常规试戴片验配散光角膜，需通过荧光染色分别确定水平和竖直方向的曲率，两方向的曲率差值即为角膜散光量。

## 第九节 镜片护理操作不规范,复诊不及时 角膜损伤1例

女,13岁,主诉眼疼两个月余,坚持每天戴镜,此次复诊原因为极为不适。

问诊:妈妈为日常护理主要护理者,但不注意清洗,晨起摘镜后经常不洗并脱水放置,忙家务后大约1小时才进行护理镜片。

眼表检查:OD角膜中央区上皮剥脱、浸润,角膜着染(图9-45)。

镜片:不干净(图9-46),共聚焦显微镜:未见细菌感染。

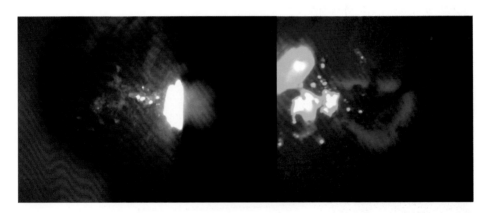

图9-45 裂隙灯拍照

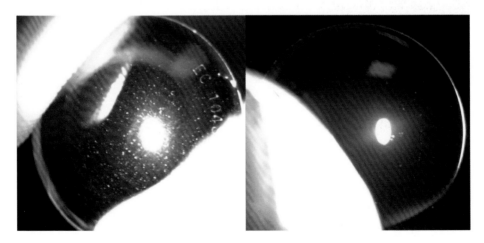

图9-46 镜片清洗前后比较

　　遵医嘱:停戴镜片,进行护理重要性的宣教,用药:0.5% 左氧氟沙星滴眼液每2小时一次、玻璃酸钠滴眼液一天四次、重组牛碱性成纤维细胞生长因子眼用凝胶每晚一次。

　　第二天复查:继续停镜,0.5% 左氧氟沙星滴眼液滴眼液一天四次,玻璃酸钠滴眼液一天四次,重组牛碱性成纤维细胞生长因子眼用凝胶每晚一次。停戴两周复诊(图 9-47)。戴镜重查角膜塑形镜配适,双眼配适均良好,继续停镜。0.02% 氟米龙滴眼液每晚一次,白天继用人工泪液。

　　停戴 3 周复诊:白色浸润变浅,继续停戴,白天继用玻璃酸钠滴眼液;停戴 4 周复诊(图 9-48):角膜中央淡淡薄翳,嘱可戴镜,三天后复诊。

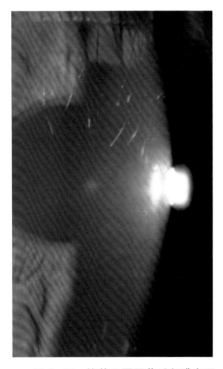

图 9-47　停戴两周用药后角膜表现

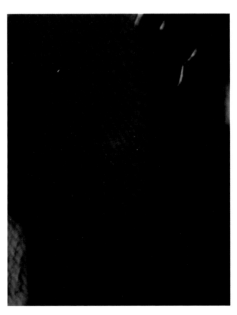

图 9-48　停戴 4 周且用药后角膜表现

**病例总结:**

　　1. 镜片护理不规范,主要原因是父母及配戴者未意识到护理的重要性,每次摘镜后应及时把镜片清洁干净并更换新的浸泡护理液。

　　2. 复诊意识不强,在眼不适后未能及时停戴并复诊,导致角膜损伤的加重。在戴镜不适时应及时停戴镜片并复诊,找出问题、排除问题后再配戴。

## 第十节　季节性过敏性结膜炎配戴塑形镜 1 例

男,11 岁,配戴塑形镜 1 年,眼痒不适,戴镜异物感强烈,白色分泌物增多 1 个月余复诊。

问诊:最近季节交替,过敏性鼻炎加重。

眼表检查:双眼角膜并未见异常,上下眼睑可见大量滤泡(图 9-49),过敏性结膜炎。镜片:不干净,有分泌物附着,裸眼视力:双眼 1.0。

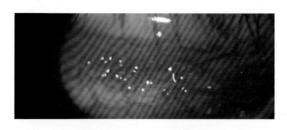

**图 9-49　下眼睑大量滤泡**

医嘱:停戴角膜塑形镜 2 周。盐酸奥洛他定滴眼液一天两次,自备人工泪液。并注意手卫生,毛巾勿共用,清淡饮食。鼻子用药物控制过敏性鼻炎。

停戴一周复诊时,滤泡无明显变化,睑结膜红肿有所消退,分泌物减少。停戴二周复诊时,滤泡消退明显。分泌物基本消失,鼻炎相对减轻。停戴三周复诊时,滤泡数量减少,不适症状消失,可戴角膜塑形镜。再次配戴塑形镜一周滤泡,不明显,无不适症状,盐酸奥洛他定滴眼液一天一次。随诊。

**病例总结:**部分地区由于空气质量,环境等原因,部分青少年儿童常季节性眼痒伴鼻炎症状。在季节性交替多见不适,建议此类型的患者,在发生眼痒不适时及时复诊,可结合人工泪液及抗过敏药控制症状,轻度患者白天用药晚上戴镜,重度患者及时停戴,避免戴镜加重眼不适症状。

## 第十一节　生活习惯欠佳致泪液质量 不良塑形镜配戴者 1 例

女,18 岁,配戴塑形镜 5 年,主诉眼干,戴镜视物不清,镜片除蛋白后戴镜视物依然不清楚,之前从未出现过此类情况。

问诊:喜欢吃火锅和辛辣食物,睡眠不规律。眼表:双眼角膜上皮轻微点染,球结膜(-),睑板腺堵塞严重,油性分泌物很多(图 9-50)。镜片:不干净,油性分泌物附着(图9-51)。

视力:戴镜视力波动,裸眼视力下降。

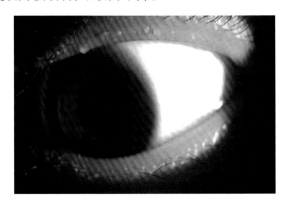

图9-50 睑板腺口油脂堆积

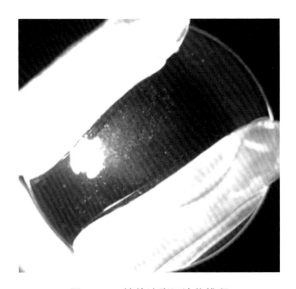

图9-51 镜片油脂沉淀物堆积

医嘱:每天摘镜后认真清洗镜片,眼部:热敷,熏蒸,按摩,饮食:清淡为主,少食辛辣,定期复查眼表及镜片。

**病例总结:**塑形镜的安全配戴离不开良好的泪液质量,泪液质量的下降容易导致角膜干燥,视觉质量下降,视力不清,眼表分泌物不能及时排除,分泌物黏附在镜片表面增加感染的风险。建议塑形镜配戴者每一至三个月至少到门诊复诊一次,检查镜片干净度及眼表,泪液质量不良者及时干预处理。

# 第十章

# 角膜塑形镜配戴眼表或视觉改变相关研究

## 第一节　配戴角膜塑形镜对眼表和泪液的影响

泪膜在眼表起着非常重要的作用,如提高角膜光学性能,清洗和稀释作用,润滑眼表组织,防止上皮损伤,为角膜供氧并促进营养代谢,眼表免疫防御功能等。配戴角膜塑形镜时泪液的质和量影响着近视度数降低的量和速度,因此维持稳定的泪膜至关重要。

过夜配戴角膜塑形镜的原理主要是通过眼睑压力和镜片与角膜之间泪液的挤压力引起角膜形态、角膜厚度及角膜生理学改变,其中包括角膜神经形态的改变,进而影响角膜知觉,正常的角膜知觉对眼表的健康至关重要,角膜知觉下降会降低泪液分泌,增加感染风险。

### 一、配戴角膜塑形镜后泪液改变

1. BUT/NITBUT 是衡量泪液功能的重要指标

(1)Jian Li 等报道 BUT 在戴镜后各时间点均比戴镜前明显降低($P=0.000$),戴镜 1 周后趋于稳定,戴镜后各个时间点之间差异无统计学意义。

(2) NITBUT(非侵入性泪膜破裂时间):通过 Keratograph 5M 眼表综合分析仪分别测量首次泪膜破裂时间、平均泪膜破裂时间,评估配戴角膜塑形镜后泪膜稳定性。Best 等报道发现 Keratograph 5M 眼表综合分析仪可以检测到非常早期的泪膜变化,记录的 NITBUT 值显著低于传统的主观评估。

Xie 等通过横断面分析 1 周,1 个月,1 年以上三组配戴角膜塑形镜后首次泪膜破裂时间,平均泪膜破裂时间,发现与对照组相比,1 周组首次泪膜破裂时间显著降低($P = 0.036$),1 个月组平均泪膜破裂时间显著降低($P = 0.019$)。与 1 年组相比,1 周和 1 个月组的首次泪膜破裂时间显著降低($P = 0.014, P = 0.035$),1

个月组的平均泪膜破裂时间显著降低($P = 0.022$)。在 1 年组和对照组之间,首次泪膜破裂时间或平均泪膜破裂时间没有显著差异(分别为 $P = 0.609, P = 0.818\,1$)。说明配戴角膜塑形镜后短期内影响泪膜稳定性。

2. 泪液分泌量 Schirmer Ⅰ 试验 / 泪河高度(tear meniscus height)

配戴角膜塑形镜不会引起显著的泪液缺乏。Jian.Li 等报道在长期随访戴镜的临床研究中发现泪液分泌量在戴镜前与戴镜后各时间点差异均无统计学意义。

泪河高度被认为是监测泪液功能的指标,它也可能是在出现明显干眼症状之前检测泪液缺乏的敏感指标。已有研究表明与对照组相比配戴角膜塑形镜组泪河高度未发生显著变化,且与配戴时间无关。

3. 泪膜稳定性 还与多种因素相关,如脂质层、黏蛋白层及泪液渗透压、角膜表面规则性改变等。

## 二、配戴角膜塑形镜后上皮改变

角膜上皮着染是配戴角膜塑形镜后最常见的并发症。常见原因包括镜片配适不良,镜片降幅过大,镜片污损,干眼,镜片黏附,机械损伤,护理液毒性反应等。

临床研究表明,戴镜初期角膜可能出现轻度上皮点染或轻度上皮水肿,一段时间后可明显好转。一般角膜上皮点染发生率为 15%~40%,但评分均不超过 Ⅱ 级。Mika R 等研究发现戴镜后一周到六个月的时间内,各种类型的角膜上皮着染的发生率平均为 40%。

有研究通过 28 名 8~11 岁角膜塑形镜配戴者戴镜后 1 天、1 周、1 个月、6 个月的裂隙灯检查,进一步观察了配戴角膜塑形镜后出现的角膜着染的时间及严重程度,他们发现摘镜后 1h 内(上午),角膜着染发生率为 58.8%,评分平均 1.6,77.8% 中央染色;摘镜后 6h 左右(下午),角膜着染发生率 35.3%,评分平均 1.3,47.5% 中央染色,45% 下方染色。最常见的染色类型是点状染色(69.9%)。

对于角膜着染的治疗,章蕊等报道观察少年近视患者配戴角膜塑形镜早期使用小牛血去蛋白提取物滴眼液对眼表和泪液的影响,试验组(戴镜后使用小牛血去蛋白提取物滴眼液)和对照组(不使用任何促进角膜上皮修复的药物),比较戴镜前、戴镜后 1 周、1 个月角膜上皮着染,发现角膜上皮着染以 1 级为主,对照组戴镜后 1 周和 1 个月时角膜上皮着染发生率分别为 33.3% 和 26.7%,试验组分别为 10.3% 和 8.6%。

角膜染色的处理分为对因处理和对症处理:

(1)对因处理措施包括调整配适,清洁镜片,补充人工泪液,更换护理产品等。

(2)对症处理措施:

Ⅱ级以下不需处理,摘镜后数小时至 1 天可自行修复。

Ⅱ级以上者停戴。

有明显不适症状者局部使用上皮生长因子类滴眼液,有伴眼红、眼分泌物增多者局部使用抗生素类滴眼液。加强配戴者护理宣教以及确认是否需更换镜片。

### 三、配戴角膜塑形镜后神经形态和角膜知觉的改变

配戴角膜塑形镜后,中央治疗区变平,中周部变陡。角膜形态改变会伴随着角膜神经的重新分布。Lum 等通过现代体内激光扫描共聚焦显微镜扫描图像重建亚基底神经丛分布情况的二维图,配戴塑形镜前从中央到中周部角膜的神经结构具有类似螺纹的模式,短期或长期配戴塑形镜后神经纤维的螺旋结构消失,中央区域神经纤维的密度降低而中周部密度增加。

已有研究证实配戴角膜塑形镜后角膜知觉改变与角膜神经纤维的形态改变有关。通过观察三组分别是不戴镜(NL)组、软镜(SCL)组、塑形镜(OK)组,发现角膜知觉敏感度方面,角膜中央:OK 镜组低于 NL 组,角膜中周部:三组无差异,神经纤维密度方面,角膜中央:OK 镜组低于 NL 组和 SCL 组,角膜中周部:三组无差异。

Hiraoka 等使用 Cochet-Bonnet 角膜知觉测量计测量了配戴角膜塑形镜 3 个月角膜中央和上下鼻颞 4 点(距角膜缘 2mm)角膜知觉变化情况,发现戴镜 3 个月角膜中央和周边知觉敏感度均下降,且下降程度与近视程度无关。停止配戴角膜塑形镜后角膜神经形态和角膜敏感性改变是否恢复到戴镜前需要进一步研究。Lum 等通过观察 16 名夜间配戴角膜塑形镜 3 个月的近视患者,评估其在戴镜前、戴镜后 1 天(摘镜后 3h 内)和停止戴镜 3 个月的角膜神经形态和敏感性,发现角膜敏感性降低在停止戴镜后不久就恢复到镜片前水平,神经形态的改变恢复速度缓慢,是否恢复到戴镜前需要停戴更长时间来确认。

# 第二节　配戴角膜塑形镜对眼表和睑板腺功能的影响

## 一、近视青少年眼表与睑板腺的状况

目前,全球范围内青少年近视发病率逐年升高,伴随近视出现的青少年眼部问题也引起了国际上广泛的关注。随着视频终端设备(电脑、电子游戏、智能手机)等的低龄化普及,青少年近视的发病率逐年上升的同时,越来越多的

近视青少年出现眼疼、眼干涩、频繁眨眼、对光敏感及其他眼部不适等干眼症状。干眼是指任何原因引起的泪液质或量及动力学的异常,导致泪膜不稳定和(或)眼表面的炎症,并伴有眼部不适症状的一类疾病。既往研究报道干眼常发生于中老年人群,是眼科门诊常见的眼表疾病,70 岁以上人群干眼患病率高达 36.1%。而近年来研究结果显示干眼在近视青少年中占有越来越重要的临床意义。绝大多数的干眼患者有点状上皮着染,会引起患者眼部不适症状,降低眼表免疫力;导致视力波动,影响白天视觉的清晰度,降低青少年学习效率。由于青少年对于眼部不适症状的表述能力偏低,且不易配合干眼检查,导致青少年干眼的诊出率偏低。近年来越来越多的学者使用非侵入式眼表综合分析仪客观全面地检测青少年的眼表情况。

我院团队在对近视青少年眼表与睑板腺的状况研究中发现,Keratograph 5M 在青少年人群中有很好的实施性,联合 OSDI 问卷调查可以考察近视青少年患者的干眼和睑板腺功能障碍(Meibomian gland dysfunction,MGD)情况。青少年眼表疾病指数(ocular surface disease index,OSDI)与非侵入性泪膜破裂时间(noninvasive break-up time,NIBUT)、睑板腺缺失情况有明显的相关性,即青少年干眼症状越重,泪膜不稳定性增加,睑板腺缺失程度也增加。

睑板腺合成和分泌泪膜表面的脂质层,可以减少泪液的挥发,这对于维持眼表的健康是不可或缺的。有学者研究发现,相比于泪液量,睑板腺功能正常与否在决定干眼严重性方面更为重要,MGD 引起的脂质缺乏性干眼已受到越来越多的临床医生的关注。MGD 指睑板腺的慢性、弥漫性异常,通常以终末导管的堵塞和(或)睑板腺分泌物质或量的改变为特征,会增加泪液的蒸发,降低泪膜稳定性,引起眼部不适症状和干眼。在我院的研究中,近视青少年干眼组和正常组的泪河高度平均值均在正常范围,而干眼组 NIBUT 短于正常组,提示干眼组泪液量相对正常而泪膜相对不稳定。干眼组存在较高的角膜染色评分、更多的睑板腺开口异常、脂质分泌物性状异常及睑板腺缺失,存在严重的睑板腺功能障碍,这一结果与以往的研究相似,睑板腺的缺失也伴随着睑板腺功能的损害。通过此结果可以推测近视青少年干眼类型多为脂质缺乏性干眼。我们通过研究发现,在 Keratograph 5M 检查中,青少年配合度高,为眼科医生提供了一个早期判断青少年泪膜稳定性和睑板腺功能的方法,结合 OSDI 问卷,降低了青少年干眼的漏诊率。

在我院的研究中近视青少年干眼发病率为 18.95%,虽然低于成年人,但仍不容乐观。由于未诊断出的干眼会损害眼表健康,增加患者的眼部不适症状及角膜溃疡和角膜瘢痕的可能性,因此,临床医师应该给予准确诊断、系统治疗及病因控制来维护近视青少年的眼部健康。

## 二、角膜塑形镜的配戴对睑板腺的影响

目前,青少年近视的矫正以框架镜、隐形眼镜,角膜塑形镜为主。夜戴型角膜塑形镜(overnight orthokeratology,OOK)是一种用于矫正中低度近视的光学补偿方法,利用特殊设计的硬性角膜接触镜暂时地改变角膜的曲率从而矫正屈光不正。近年来,学者们发现 OOK 能控制近视的发展,因此在近视防控领域中 OOK 得到越来越多的应用。OOK 使用的安全性也引起了普遍的关注。有学者研究了 OOK 对泪膜成分的影响,如炎症介质。一些研究表明 OOK 可以损伤眼表,在严重情况下,甚至可以导致感染性角膜溃疡。很多研究表明尽管 OOK 会对眼表有轻微的损害,但整体上来讲 OOK 是安全的。随着干眼人群发病率的升高,越来越多的人关注 OOK 对眼表和睑板腺的影响。由于幼儿配合度差,该领域报道的数据有限,往往不足以评估 OOK 对年轻人眼表和睑板腺功能障碍的影响。随着 Keratograph 5M 的应用,无创性检查 OOK 对眼表和睑板腺的影响变得可能。Xie 等在研究中使用 Keratogragh 5M 评估泪河高度、第一秒泪膜破裂时间、平均泪膜破裂时间、球结膜充血,得出 Keratogragh 5M 在儿童中使用方便,OOK 不会导致泪膜分泌的大量减少和眼红的增加,但在 OOK 配戴的短期内会影响泪膜稳定性。

我院团队选取 59 例(114 眼)7~18 岁近视青少年患者为研究对象,在夜戴型角膜塑形镜配戴前、配戴后 1 个月、3 个月、6 个月、12 个月、24 个月后进行眼表疾病指数(ocular surface disease index,OSDI)问卷调查,裂隙灯下行眼前节检查,非侵入式眼表综合分析仪 Keratograph 5M 检查眼表,通过 OSDI 问卷、泪河高度、角膜荧光素染色评分、第一秒泪膜破裂时间、平均泪膜破裂时间、睑缘情况、脂质排出难易程度、睑板腺开口状况评分、睑板腺脂质分泌物性状评分、睑板腺缺失评分等 10 个眼表参数比较夜戴型角膜塑形镜配戴前后的眼表和睑板腺状况的变化。接触镜导致眼部不适的原因包括泪液蒸发增加,泪膜变薄和不完全眨眼的存在。然而,OOK 是夜间配戴,不涉及在眨眼时镜片摩擦眼表,因此与传统的接触镜配戴相比,OOK 由于泪液蒸发、泪膜变薄和不全眨眼引起的眼表影响可能是最小的。OSDI 是评估干眼的主观指标。在配戴 OOK 后,59 名受试者中有 40 名表现出 OSDI 评分增加,但是,配戴 6 个月后评分下降,表明随着配戴的延长,机体对 OOK 的耐受性提高。

与 OOK 配戴前水平相比,配戴后的泪河高度显著增加,表明 OOK 的配戴导致泪液分泌增加。一些研究表明,OOK 作为一种眼表异物,可以刺激泪液过度分泌。Carracedo 等报道配戴 OOK 1 个月后,泪液功能无明显变化,并且不会导致泪液减少的相关症状,如干眼。在我们的研究中,在配戴 OOK 一个月后,OSDI 与配戴前没有显著差异。此外,第一秒泪膜破裂时间和平均泪膜破裂时

间在所有随访时间点中基本上没有差异。

　　虽然配戴 OOK 后角膜荧光素染色的评分高于配戴前的角膜荧光素染色评分,但在随访期间角膜荧光素染色没有随着配戴时间的延长而进一步增加。尽管 OOK 镜片由具有高透氧性的硬性透气性材料制成,但是,长期配戴仍会导致角膜缺氧。角膜荧光素染色是 OOK 配戴后最常见的并发症。在 Li 等人进行的研究中,角膜上皮染色在镜片配戴后增加,按染色分级,大多数患者都没有超过 Ⅱ 级。因此该作者指出,OOK 对角膜上皮的影响很小且可逆。此外,Chan 等报道角膜染色是最常见的 OOK 并发症,这种并发症的发生与角膜中央的上皮变薄、镜片验配不当、角膜缺氧、接触镜护理液过敏、镜片背面沉积物堆积造成的机械磨损,以及早上不规范摘 OOK 有关。在我们的研究中,每个随访时间点的角膜荧光染色评分高于配戴前水平,但大多数患者为 Ⅰ 级,而只有 10.52% 的患者达到 Ⅱ 级,没有患者的角膜荧光染色超过 Ⅱ 级。

　　MGD 的评价指标是睑缘情况、脂质排出难易程度、睑板腺开口状况评分、睑板腺脂质分泌物性状评分和睑板腺缺失评分。MGD 最近被认为是蒸发性干眼症发展的主要致病因素,即使在儿童中也是如此。睑板腺的丢失也被认为是接触镜相关症状的潜在原因。在我们的研究中,睑板腺数量在配戴 OOK 24 个月后保持其稳定性,这表明 OOK 对睑板腺结构没有明显的影响。OOK 对眼表和睑板腺的影响还需要大样本,长时间的随访观察。

　　作为眼科医生,在考虑青少年角膜塑形镜控制近视发展问题时,也应该全面评估患者眼表的情况,尤其是青少年睑板腺功能和干眼患病情况,有利于提高 OOK 配戴的安全性。

## 第三节　配戴角膜塑形镜与视觉质量变化

　　随着人们对近视的关注程度不断增加,越来越多的患者选择通过角膜塑形镜来矫正并控制近视的发展。临床中,尽管患者白天裸眼视力得到了良好的矫正,但也会有患者抱怨出现眩光、光晕、重影等不良反应,该反应在昏暗条件下更为明显,严重者会影响患者的正常生活。该现象指出,角膜塑形镜治疗可能对配戴者的视觉质量造成一定的影响。因此,对于近视患者配戴角膜塑形镜配戴后的视觉质量变化的评估变得尤为重要。

　　临床中,单纯的视力检查并不能完美解释患者出现的一系列视觉质量问题。随着时代的不断发展,大量的视觉质量评估设备不断涌现并发展。其主要检测指标包括如对比敏感度功能、波前像差、点扩散函数、调制传递函数、眼内散射等,可为临床出现的视觉质量相关的不良主诉提供合理、科学的解释。本章节就国内外研究及临床相关检查对角膜塑形镜配戴后视觉质量变化及相关影响因素加以概述。

## 一、对比敏感度

对比度（contrast）是指两个可见区域的平均照度，计算公式为：$C=L_{max}-L_{min}/L_{max}+L_{min}$，其中，$L_{max}$ 和 $L_{min}$ 分别为视标的最大亮度和最小亮度。空间频率（spatial frequencies）指单位角度内明暗相间的正弦条纹数量，单位：周/度（cpd）。对比敏感度（contrast sensitivity，CS）是在不同对比度下，对不同空间频率的正弦光栅的分辨能力。即在某一空间频率下，对比度下降到阈值，此时刚好能分辨两个可见区域的差别，此时的对比度阈值的倒数为对比敏感度。

视觉最重要的功能是形觉功能，目前临床当中，视力是形觉功能的一种测量方法，这种方法可以检测视觉系统在高空间频率下、高对比度条件下的分辨极限。而对比敏感度功能反映的是不同空间频率下及不同对比度下的视觉表现。从定义上来说，视力仅是对比敏感度曲线上一点。假说认为，视觉系统由一系列独立的神经通道组成，每一个通道都只与其特定的范围内的空间频率和方向相关并且有其固有的敏感性范围，所有的对比敏感度功能都是上述每一个通道的反映。在我们的日常环境中，大多数视觉感知由多个空间频率组成；也就是说，如果给定的视觉图像被分解，它将包括多个空间频率，当它们叠加在一起（具有适当的相位、振幅和方向）时，将产生视觉图像。例如，识别物体的轮廓是对于低空间频率的检测，而识别一个非常小的字母主要依赖于高空间频率的检测。因此，包括一系列空间频率的 CSF 评估可以更全面地理解受试者的形觉功能，可全面、客观、敏感地反映患者的视功能及视觉质量，利于临床对视觉问题进行及时、有效的诊断。

既往研究评估了近视患者配戴角膜塑形镜后早期（1 天和 7 天）的对比敏感度功能改变。研究发现，与戴镜前相比，戴镜 1 天后，对比敏感度显著下降，且下午较上午下降更为显著。直到戴镜 7 天后，对比敏感度进一步下降，然而上午、下午差异并不明显，原因可能是因为戴镜一天治疗效果并不稳定，下午时角膜会有一定程度的回弹，而随着治疗时间的增长，戴镜一周后效果基本达到一个稳定的状态。有研究指出，尽管戴镜后 1 个月及 3 个月的随访中各空间频率（3cpd、6cpd、12cpd 及 18cpd）对比敏感度功能与戴镜前相比显著下降，但随戴镜周期的增长，至戴镜 6 个月后，对比敏感度功能与戴镜前无统计学差异，表示对比敏感度功能恢复到戴镜前水平。总体来说，在角膜塑形镜配戴的早期，会造成对比敏感度功能的下降；但随着治疗周期的增加对比敏感度功能会恢复至戴镜前水平。

## 二、波前像差

在人眼中,当眼睛为非理想光学状态时,通过瞳孔的光线其传输的光程会发生改变,与理想光学状态时成像发生偏离,光学系统产生产生的出射波面变形,不能形成理想球面波,此球面波与理想光学系统产生的球面波之间的形成的光程差,称为波前像差。人眼波前像差的产生主要由:①屈光系统表面形态的不规则,如泪膜、角膜、晶状体表面等;②角膜和晶状体的位置改变或不同轴,如晶状体脱位、人工晶状体植入术后晶状体发生倾斜等;③屈光系统介质的改变,如角膜、晶状体、玻璃体介质不均匀等;④不同颜色的光经过屈光系统后折射率不同。

波前像差的概念首先提出是为了在天文学方面的应用,直至 1994 年,Liang 等人设计了第一台波前像差仪,将波前像差引入到人眼屈光系统的评估当中。波前像差是衡量光学系统成像的重要指标之一,可对人眼的光学质量予以正确的判断,为光学矫正提供准确的信息。

有学者观察了近视塑形镜配戴者在戴镜前期的角膜及眼内波前像差变化。研究指出:戴镜 1 天后,角膜及高阶像差均显著增加;戴镜 7 天后,高阶像差较戴镜 1 天时进一步增加,角膜像差及眼内像差的改变量无显著差异。既往研究也评估了角膜塑形镜治疗后,不同瞳孔大小其波前像差改变情况。研究指出,在 30 天的短期观察中,不管 3mm、4.5mm 及 6mm 瞳孔下,球差、彗差及次级散光在戴镜初期均显著增加,且在戴镜 7 天后处于相对稳定状态。长期的研究也显示,在随访一年的时间内,高阶像差在戴镜后显著增加,且大部分在戴镜 1 周左右趋于稳定。也有学者指出高阶像差(球差、彗差及总高阶像差)在戴镜后显著增加且在戴镜 1 个月时已达到稳定状态,该稳定状态直至 1 年的随访观察。

尽管波前像差的增大会导致视觉质量的下降,然而,近年来有研究证明波前像差可能与角膜塑形镜近视控制机制相关。经典的角膜塑形镜控制近视的机制是周边近视性离焦理论,即近视患者在角膜塑形镜治疗前,周边屈光度较中央屈光度表现为相对远视状态,而角膜塑形镜造成的角膜形态的特殊改变,使戴镜后周边屈光度较中央屈光度呈现相对近视的状态,这被认为是角膜塑形镜控制近视的一个假说。然而有研究显示:经过一年的治疗后,眼轴变化与彗差而不是球差显著相关,这种角膜形态的不规则性改变可能是角膜塑形镜控制近视发展的潜在机制。

## 三、点扩散函数

点扩散函数(point spread function,PSF)是指一个物点经过光学系统后在像平面上的光强的分布。人眼中的 PSF 指的是点状物体在视网膜成像的光强分布。任何一个物体均可以被人认为是由无数个点光源组合成,因此,通过 PSF 的图像就可以了解物体的成像质量,即 PSF 图像是观察一个点光源时的成像情况,所形成的光斑面积越小,视网膜成像质量越好。

斯特利尔比(Strehl ratio,SR)是点扩散函数常用的评判指标,是指在同一瞳孔直径下,存在像差的真实眼与无像差理想眼(衍射受限光学系统)的成像(PSF)中央光照最强点之比。SR 是由 Strehl 在 1894 年提出,该比值可作为衡量视网膜成像质量的一个客观指标,该值大小为 0~1,SR 越大,表明成像质量越高。SR 大于 0.8,可以认为光学系统成像质量良好;当 SR 为 1 时,此时光学系统不受像差所影响,为衍射受限光学系统,即为完美理想下的光学系统。在人眼中,SR 大于 0.15 为正常值。研究表明,角膜塑形镜配戴后 SR 有所下降,并在戴镜后 1 个月左右达到稳定状态,但其下降程度仍在正常范围内。

## 四、调制传递函数

调制传递函数(modulation transfer function,MTF)是指在不同空间频率下的正弦条纹经过光学系统后与经过光学系统前的调制度之比,是估计图像对比度的丢失情况,即物体在视网膜上所成的正弦光栅图像的对比度,与原物体在不同空间频率的正弦光栅图像的对比度之比。物体在视网膜上所成图像对比度与原物体对比度的比值越大,MTF 值越大,一般在 0~1 之间。MTF 值越大,MTF 曲线越高,则光学质量越好。MTF 曲线上高频部分反映物体的细节传递情况,中频部分反映物体层次传递情况,低频部分反映物体的轮廓传递情况。优良的光学系统的 MTF 曲线从低频至高频,整体上都高于具有不同像差的光学系统。因此,MTF 也是反映角膜光学质量的一个客观指标。

临床中,有研究者使用 OQAS 来评估配戴角膜塑形镜后 MTF 变化。在 OQAS 中,使用的参数值为 MTF 截止频率(MTF cutoff)值。MTF cutoff 值越高,表明屈光系统光学成像质量越佳,MTF cutoff ≥ 30 为正常值。研究指出,角膜塑形镜后,该值显著下降且在 1 个月左右趋于稳定状态,但该值仍在正常范围内。

## 五、眼内散射

在物理学中,眼内散射是指光线在通过微观范围折射率不均匀的介质时产生光学现象,其可分为前散射和后散射。前散射指当光线进入屈光系统时,光线可以进入屈光系统,但光线发生偏折,透射到视网膜上形成光幕,降低视觉质量;后散射是指向角膜的散射部分,未投射进入眼内屈光系统,常用于观察眼内组织结构,如裂隙灯检查。在人眼中,眼内散射一般是指当光线进入人眼的屈光系统时,由于人眼的各个屈光介质(如角膜、晶状体、玻璃体等)存在非均匀性,故光线经过时折射率不同,产生散射现象,进而产生眼内散射。由于散射光的影响,透射到视网膜的光线形成光幕,降低了视网膜成像的对比度,影响了人眼的视觉质量。

以往研究指出,对于正常人眼的散射,其中角膜造成的散射约占 30%,晶状体造成的散射约占 20%,视网膜造成的散射约占 20%。角膜是造成眼内散射的重要因素。对于正常人眼来说,角膜的散射一般不随年龄的改变而改变,但是由于如角膜接触镜造成的角膜形态改变、角膜手术及角膜病理的改变均会对散射造成一定影响。角膜塑形镜治疗后角膜形态发生改变,不可避免地影响眼内散射。OQAS 中的客观散射指数(objective scattering index,OSI)是目前临床可客观评估眼内散射的指标,OSI 越小,表示成像质量越好。对于正常成年人,OSI<1 为正常值。既往研究指出,角膜塑形镜治疗后 OSI 显著降低,在 1 个月左右达到最大值,随后出现轻微的恢复趋势;至戴镜 1 年时,OSI 值虽相比戴镜前高出 63% 左右,但该值仍在正常值范围内。而通过主观方法评估戴镜后眼内散射变化的研究指出,角膜塑形镜戴镜后眼内散射并无明显增加,造成这种主客观差异的原因可能与大脑神经系统的参与相关。

## 六、影响角膜塑形镜配戴后视觉质量变化的相关因素

1. 瞳孔　　瞳孔大小是影响人眼光学系统成像的重要因素之一,其大小变化可控制进入人眼的光通量。在正常室内光线下人眼瞳孔一般为 3~4mm,昏暗条件下瞳孔会有所增加。研究显示,小于 1.5mm 的瞳孔直径,衍射是影响视觉质量的主要因素;而随着瞳孔的增大,像差对视觉质量的影响越来越大。既往研究显示,角膜塑形镜配戴后,较大瞳孔测量范围的波前像变化更为显著;对比敏感度功能在暗室条件下也相比明室条件下下降更为明显。这可以一定程度上解释患者在昏暗条件下出现或者视觉质量下降加重的现象。

2. 偏心　　在角膜屈光手术中,偏心的切削可以造成视力的下降、对比敏感度的下降或者复视现象。另有研究显示,偏心的治疗造成波前像差的增大造成不满意的视觉质量,且满意度调查表明偏心的治疗是造成患者满意度下降的原因之一。故在屈光手术中,居中的治疗区是手术成功的关键因素。类似的,角膜塑形镜治疗后,压平角膜中央形成光学区,而由于角膜形态的不同也会不可避免的产生偏心现象,故角膜塑形镜偏心大小对患者配戴后的视觉质量评估显得尤为重要。

研究显示,角膜塑形镜配戴后偏心的方位大多偏向于颞侧和下侧,这可能与人眼角膜形态变化有关。有学者研究了角膜中央到周边的曲率变化。结果发现,在中央 5mm 区域,颞侧与鼻侧及上方与下方平均差异均为 0.22D,角膜

曲率差异相对较小。然而，差异趋势在周边部逐渐扩大，在 5~8mm 区域，颞侧曲率较鼻侧平均更陡 1.66D，下方较上方平均陡 0.70D，这也许可以解释为什么偏心方向多为颞下方。既往研究指出，角膜塑形镜后偏心大小与对比敏感度功能、波前像差及 MTF 截止频率的变化显著相关，表明偏心现象会影响患者视觉质量的变化。然而，也有学者指出，偏心的患者近视控制效果可能会更为显著。故在临床当中，对于以近视控制为目的的青少年，若偏心未对患者造成主观上明显不适，可考虑不予干预；而对于以矫正近视为目的的成年患者，若出现明显的偏心现象，应予以干预。

3. 光学区　在屈光手术中已有研究显示光学区的大小会影响术后的视觉质量。一个较大的治疗区通常会获得更好的视觉质量及更少的视觉干扰，这种情况在瞳孔大于治疗区的时候更为显著。角膜塑形镜与屈光手术有着类似的角膜形态改变，故角膜塑形镜后光学区对视觉质量造成一定影响也不足为奇。有学者观察了角膜塑形镜患者光学区随时间变化的稳定性，并评估其对视觉、光学及主观表现的影响。结果显示，角膜塑形镜光学区大小在 10 天达到一个稳定状态，并且光学区的大小会影响患者的视力、屈光度、残余散光及主观感受。既往研究指出，光学区的增大伴随着较少的 MTF 截止频率及 SR 的下降，表明较大的光学区通常伴随着更好的视觉质量。

# 第四节　停戴角膜塑形镜后角膜形态学及视觉质量的变化

临床上常会有塑形镜配戴者在裸眼视力好（达到 1.0）的情况下抱怨日间视物时光晕、眩光、重影等现象的出现，可能的原因是配戴角膜塑形镜后角膜形态和生理学的改变导致的视觉质量变化，有研究显示配戴角膜塑形镜后低对比度视力的下降，角膜表面高阶波前像差的增加。临床工作中，塑形镜配戴者常常会问以下这些问题：停戴塑形镜多久才能进行屈光手术的选择或者验光配镜？停戴不停戴测量眼轴的长度会一样吗？配戴角膜塑形镜是否会把角膜磨薄了？长时间的配戴是否会引起角膜形态不可逆转的改变？目前的研究结果显示，配戴时间长短不同角膜形态恢复到戴镜前水平时间点不同，Soni 等人认为配戴 1 个月，停戴 1 周即可恢复；Nieto-Bona 等人认为配戴 1 年，停戴 1 个月仍未恢复；杨丽娜等人观察配戴超过 2 年的患者，认为需要停戴 3 个月以上。闫斌娴等人观察戴镜 1.5 年的患者，认为停戴 3 周角膜前表面参数有所恢复但未恢复到戴镜前水平。对于停戴后角膜形态的恢复，我院观察了 40 位 8~16 岁 −1.00~−6.00D（SE）配戴角膜塑形镜满 1 年并停戴 3 个月的患者，屈光度分为 A 组（–0.75< 等效球镜 ≤ –2.00D）、B 组（–2.00D< 等效球镜 ≤ –4.00D）、C 组（–4.00D< 等效球镜 ≤ –6.0)临床观察结果如下：

## 一、停戴不同时间测量眼轴长度的变化

本研究中,ABC 组停戴 1 个月与停戴 2 周时相比,眼轴长度差异均无统计学意义,说明停戴 2 周后,眼轴长度不再发生改变。B 组、C 组停戴 2 周与停戴 1 周相比,眼轴长度差异仍有统计学意义,可能的原因是角膜形态在停戴 2 周时仍然未恢复到戴镜前水平。这与 SAN 等观察到的结果一致,配戴角膜塑形镜 2 年的患者,停戴 1 周后眼轴较停戴前增长 0.02mm,这部分增长被认为是角膜形态发生改变导致的,也有可能是由于塑形镜导致的离焦造成的脉络膜厚度变化。CHEN 等研究发现,在配戴角膜塑形镜 3 周后,眼轴的变化与脉络膜厚度的变化相关,其中脉络膜厚度增加,测量到的眼轴长度减少。本研究 3 组患者在戴镜后眼轴增长幅度分别为 A 组（0.43mm ± 0.36mm）,B 组（0.35mm ± 0.21mm）,C 组（0.36mm ± 0.29mm）;其中 A 组年龄为 9.40 岁 ± 1.10 岁,B 组年龄（10.30 岁 ± 0.90 岁）,C 组年龄（10.50 岁 ± 1.10 岁）,该结果与文献报道基本一致,即配戴塑形镜后控制眼轴增长的效果与戴镜前的年龄呈负相关。

## 二、角膜中央厚度的变化

对于配戴角膜塑形镜后角膜厚度的改变有众多研究。有学者认为变化主要发生在角膜上皮层,由于上皮层组织具有低弹性模量的特性,而造成上皮层变薄的原因是局部细胞压缩而不是细胞移行。但也有学者认为角膜基质也参与其中,为了抑制由于夜戴塑形镜后导致的基质水肿问题,角膜塑形镜的压模机制改变了基质层厚度。目前普遍认为的是,中央角膜厚度明显变薄发生在戴镜后 1 周,在随后的 1 个月内基本保持稳定,本研究结果显示不同组别配戴角膜塑形镜 1 年角膜中央厚度都有所降低,分别降低的值为 4.20μm ± 0.85μm、6.52μm ± 1.06μm 和 7.82μm ± 1.12μm,并且在停戴 1 个月后与戴镜前相比差异无统计学意义。Li F 等人通过对以往所做关于戴镜后角膜中央厚度变化的研究进行分析,发现角膜中央厚度主要在戴镜 1 周后下降明显,平均下降幅度为 5.73μm(1.75~9.70μm);在之后的 1 个月期间仍然有轻微的变化,基本保持稳定（图 10–1）;

## 三、不同屈光度下角膜前表面屈光力回退与时间的关系

如图 10–2 所示,停戴 1 周后,A 组、B 组以及 C 组的回退率分别为 78.33%,78.49% 和 86.57%;停戴 1 个月后,回退率同样表现为 A 组 <B 组 <C

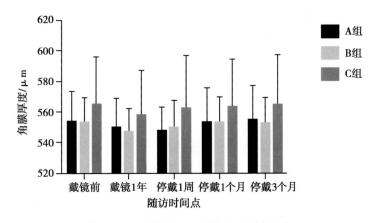

图 10-1 不同屈光度角膜中央厚度变化

组;表明屈光度越高,回退越明显;停戴 3 个月后,3 组的回退率基本相同,达到 95% 以上。考虑的原因可能是角膜生物力学性能对塑形及反弹的影响,角膜滞后量通常被用来评估角膜能量吸收能力。角膜滞后量变化越大,即角膜吸收的能量越多,角膜回弹到原始形状就越慢。有研究发现角膜生物力学参数角膜滞后量的变化量与塑形后角膜平 K 值的变化呈反比,相比低屈光度患者而言,矫正度数较高的患者镜片降幅较大,降低的角膜前表面平 K 值大,患者在停戴后的回退速度越快,与研究结果一致。但由于其整体屈光度较高,恢复到原始角膜前表面形态所需的时间也相对较长,杨丽娜等人的研究也证实了这一点。

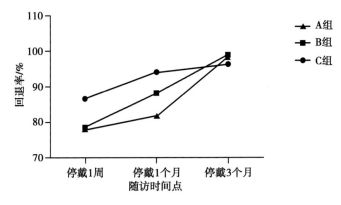

图 10-2 停戴塑形镜后角膜回退率

## 四、配戴角膜塑形镜前后以及停戴后视觉质量的变化情况

Liu 等人选取戴镜 1 个月的 27 名患者,研究发现 OSI 明显升高,MTF 截

止频率以及 SR 明显下降。并且越大的治疗区直径,越小的镜片偏心,视觉质量下降的越不明显,视觉质量的变化基本稳定。本研究发现戴镜后一年视觉质量表现出不同程度的降低,与其研究结果一致。停戴塑形镜 1 周后,MTF 截止频率以及 SR 分别为 43.22 ± 5.64 和 0.24 ± 0.06,与停戴前相比有所增加;且 OSI 升高为 0.42 ± 0.28,但与戴镜前相比差异仍有统计学意义($P<0.05$)。考虑的原因可能是角膜前表面形态在停戴 1 周时并未恢复到戴镜前水平,角膜表面不规则,一定程度上使得高阶像差增加。停戴塑形镜 1 个月后,MTF 截止频率、SR 以及 OSI 分别为 45.27 ± 5.05,0.25 ± 0.07 和 0.37 ± 0.22,与戴镜前相比无明显差异($P>0.05$),视觉质量基本恢复。

小结:不同屈光度条件下,角膜形态及屈光度的恢复时间点不同,小于 –4.00D 的患者停戴 1 个月即可恢复到戴镜前水平;大于 –4.00D 的患者需要停戴 3 个月;患者配戴角膜塑形镜后视觉质量下降,表现为 MTF 截止频率、SR 下降以及 OSI 升高,停戴 1 周后视觉质量逐渐恢复,但仍然低于戴镜前水平;停戴 1 个月视觉质量基本恢复到配戴前水平。

# 参考文献

1. Li J, Dong P, Liu H.Effect of overnight wear orthokeratology lenses on corneal shape and tears. Eye Contact Lens, 2018, 44(5):304-307.

2. Best N, Drury L, Wolffsohn JS.Clinical evaluation of the oculus keratograph.Cont Lens Anterior Eye, 2012, 35(4):171-174.

3. Xie W, Zhang X, Xu Y, et al.Assessment of tear film and bulbar redness by Keratograph 5M in pediatric patients after orthokeratology.Eye Contact Lens, 2018, 44 Suppl 2 :S382-S386.

4. Yokoi N, Bron AJ, Tiffany JM, et al.Relationship between tear volume and tear meniscus curvature.Arch Ophthalmol, 2004, 122(9):1265-1269.

5. 谢培英. 重新认识角膜塑形术. 眼科, 2012.21(06):p.361-365.

6. Mika R, Morgan B, Cron M, et al.Safety and efficacy of overnight orthokeratology in myopic children.Optometry, 2007, 78(5):225-231.

7. 章蕊, 贺美男, 厉娜, 等. 小牛血去蛋白提取物滴眼液在角膜塑形镜早期配戴中对青少年近视患者眼表和泪液的影响. 眼科新进展, 2018, 1(38):53-57.

8. Lum E, Golebiowski B, Swarbrick HA.Mapping the corneal sub-basal nerve plexus in orthokeratology lens wear using in vivo laser scanning confocal microscopy.Invest Ophthalmol Vis Sci, 2012, 53(4):1803-1809.

9. Lum E, Golebiowski B, Swarbrick HA.Reduced corneal sensitivity and sub-basal nerve density in long-term orthokeratology lens wear.Eye Contact Lens, 2017, 43(4):218-224.

10. Hiraoka T, Kaji Y, Okamoto F, et al.Corneal sensation after overnight orthokeratology.Cornea, 2009, 28(8):891-895.

11. Lum E, Golebiowski B, Swarbrick HA.Changes in corneal subbasal nerve morphology and sensitivity during orthokeratology:Recovery of change.Ocul Surf, 2017.15(2):236-241.

12. Moon JH, Lee MY, Moon NJ.Association between video display terminal use and dry eye disease in school children.J Pediatr Ophthalmol Strabismus, 2014, 51(2):87-92.

13. Sy A, O'brien KS, Liu MP, et al.Expert opinion in the management of aqueous Deficient Dry Eye Disease(DED).BMC Ophthalmol, 2015, 15 :133.

14. Moss SE, Klein R, Klein BE.Long-term incidence of dry eye in an older population.Optom Vis Sci, 2008, 85(8):668-674.

15. Sahai A, Malik P.Dry eye:prevalence and attributable risk factors in a hospital-based population.Indian J Ophthalmol, 2005, 53(2):87-91.

16. Fahmy RM, Aldarwesh A.Correlation between dry eye and refractive error in Saudi young adults using noninvasive Keratograph 4.Indian J Ophthalmol, 2018, 66(5):653-656.

17. Xie W, Zhang X, Xu Y, et al.Assessment of tear film and bulbar redness by Keratograph 5M in pediatric patients after orthokeratology.Eye Contact Lens, 2018, 44 Suppl 2: S382–S386.

18. Tomlinson A, Bron AJ, Korb DR, et al.The international workshop on meibomian gland dysfunction: report of the diagnosis subcommittee.Invest Ophthalmol Vis Sci, 2011, 52(4): 2006–2049.

19. Wu H, Wang Y, Dong N, et al.Meibomian gland dysfunction determines the severity of the dry eye conditions in visual display terminal workers.PLoS One, 2014, 9(8): e105575.

20. Nichols KK, Foulks GN, Bron AJ, et al.The international workshop on meibomian gland dysfunction: executive summary.Invest Ophthalmol Vis Sci, 2011, 52(4): 1922–1929.

21. Geerling G, Tauber J, Baudouin C, et al.The international workshop on meibomian gland dysfunction: report of the subcommittee on management and treatment of meibomian gland dysfunction.Invest Ophthalmol Vis Sci, 2011, 52(4): 2050–2064.

22. Finis D, Ackermann P, Pischel N, et al.Evaluation of meibomian gland dysfunction and local distribution of meibomian gland atrophy by non-contact infrared meibography.Curr Eye Res, 2015, 40(10): 982–989.

23. Caroline PJ.Contemporary orthokeratology.Cont Lens Anterior Eye, 2001, 24(1): 41–46.

24. Dave T, Ruston D.Current trends in modern orthokeratology.Ophthalmic Physiol Opt, 1998, 18 (2): 224–233.

25. Santodomingo-Rubido J, Villa-Collar C, Gilmartin B, et al.Myopia control with orthokeratology contact lenses in Spain: refractive and biometric changes.Invest Ophthalmol Vis Sci, 2012, 53 (8): 5060–5065.

26. Charm J, Cho P.High myopia-partial reduction ortho-k: a 2-year randomized study.Optom Vis Sci, 2013, 90(6): 530–539.

27. Choy CK, Cho P, Benzie IF, et al.Effect of one overnight wear of orthokeratology lenses on tear composition.Optom Vis Sci, 2004, 81(6): 414–420.

28. Kam KW, Yung W, Li GKH, et al.Infectious keratitis and orthokeratology lens use: a systematic review.Infection, 2017, 45(6): 727–735.

29. Miao CX, Xu XY, Zhang H.Analysis of corneal complications in children wearing orthokeratology lenses at night.Chin J Ophthalmol, 2017, 53(3): 198–202.

30. Na KS, Yoo YS, Hwang HS, et al.The influence of overnight orthokeratology on ocular surface and meibomian glands in children and adolescents.Eye Contact Lens, 2016, 42(1): 68–73.

31. Bullimore MA, Sinnott LT, Jones-Jordan LA.The risk of microbial keratitis with overnight corneal reshaping lenses.Optom Vis Sci, 2013, 90(9): 937–944.

32. Mika R, Morgan B, Cron M, et al.Safety and efficacy of overnight orthokeratology in myopic children.Optometry, 2007, 78(5): 225–231.

33. Lipson MJ.Long-term clinical outcomes for overnight corneal reshaping in children and adults. Eye Contact Lens, 2008, 34(2): 94–99.

34. Craig JP, Willcox MD, Argueso P, et al.The TFOS international workshop on contact lens discomfort: report of the contact lens interactions with the tear film subcommittee.Invest Ophthalmol Vis Sci, 2013, 54(11): TFOS123–156.

35. Nichols JJ, Mitchell GL, King-Smith PE.Thinning rate of the precorneal and prelens tear films.

Invest Ophthalmol Vis Sci,2005,46(7):2353-2361.

36. Itoh R,Yokoi N,Kinoshita S.Tear film instability induced by rigid contact lenses.Cornea, 1999,18(4):440-443.

37. Panaser A,Tighe BJ.Evidence of lipid degradation during overnight contact lens wear:gas chromatography mass spectrometry as the diagnostic tool.Invest Ophthalmol Vis Sci,2014,55 (3):1797-1804.

38. Carracedo G,Gonzalez-Meijome JM,Pintor J.Changes in diadenosine polyphosphates during alignment-fit and orthokeratology rigid gas permeable lens wear.Invest Ophthalmol Vis Sci, 2012,53(8):4426-4432.

39. Chan B,Cho P,Cheung SW.Orthokeratology practice in children in a university clinic in Hong Kong.Clin Exp Optom,2008,91(5):453-460.

40. Walline JJ,Rah MJ,Jones LA.The Children's Overnight Orthokeratology Investigation(COOKI) pilot study.Optom Vis Sci,2004,81(6):407-413.

41. Li J,Dong P,Liu H.Effect of overnight wear orthokeratology lenses on corneal shape and tears. Eye Contact Lens,2018,44(5):304-307.

42. Wang X,Lu X,Yang J,et al.Evaluation of dry eye and meibomian gland dysfunction in teenagers with myopia through noninvasive keratograph.J Ophthalmol,2016,2016:6761206.

43. Hiraoka T,Matsumoto Y,Okamoto F,et al.Corneal higher-order aberrations induced by overnight orthokeratology.Am J Ophthalmol,2005,139(3):429-436.

44. Soni PS,Nguyen TT,Bonanno JA.Overnight orthokeratology:refractive and corneal recovery after discontinuation of reverse-geometry lenses.Eye Contact Lens,2004,30(4):254-262.

45. Yang L,Guo X,Xie P.Observation of orthokeratology discontinuation.Zhonghua Yan Ke Za Zhi,2015,51(3):178-182.

46. Nieto-Bona A,González-Mesa A,Nieto-Bona MP,et al.Long-term changes in corneal morphology induced by overnight orthokeratology.Curr Eye Res,2011,36(10):895-904.

47. 闫斌娴,陈浩.角膜塑形镜停戴3周后角膜前表面形态观察及其影响因素分析.第三军 医大学学报,2016,38(16):1868-1871.

48. Gu T, Gong B, Lu D, et al. Influence of corneal topographic parameters in the decentration of orthokeratology. Eye Contact Lens, 2019, Aug 22. [Epub ahead of print].

49. Liu G, Jin N, Bi H, et al. Long-term changes in straylight induced by overnight orthokeratology: an objective measure using the double-pass system. Curr Eye Res, 2019, 44(1): 11-18.

50. Wang X, Li J, Zhang R, et al. The influence of overnight orthokeratology on ocular surface and meibomian gland dysfunction in teenagers with myopia. J Ophthalmol, 2019, 2019: 5142628.

51. Liu G, Chen Z, Xue F, et al. Effects of myopic orthokeratology on visual performance and optical quality. Eye Contact Lens, 2018, 44(5): 316-321.

52. Lu D, Gu T, Lin W, et al. Efficacy of trial fitting and software fitting for orthokeratology lens: one-year follow-up study. Eye Contact Lens, 2018, 44(5): 339-343.

53. Wang J, Yang D, Bi H, et al. A new method to analyze the relative corneal refractive power and its association to myopic progression control with orthokeratology. Transl Vis Sci Technol, 2018, 7(6): 17.